Gesundheitspflege auf Seeschiffen

mit besonderer Berücksichtigung

der

Handelsflotte.

Von

Dr. J. J. Reincke,

Physikus in Hamburg.

HAMBURG.

L. Friederichsen & Co.

Land- und Seekartenhandlung.

Admiralität-Strasse 3/4.

1882.

Inhaltsverzeichniss.

Vorrede.

Fast alle wichtigeren Fortschritte in der Gesundheitspflege auf Seeschiffen und fast alle theoretischen Arbeiten über diesen Gegenstand verdanken wir den Mitgliedern der verschiedenen Kriegsmarinen, namentlich den Marineärzten, zu denen erst in den letzten Jahrzehnten einzelne Civilärzte, Hafenärzte und Aerzte von Auswandererschiffen hinzugetreten sind. Daraus erklärt es sich, dass die speciellen Interessen der Handelsschiffe bis jetzt verhältnissmässig wenig Beachtung gefunden haben und dass für diese manchmal Rathschläge ertheilt werden, welche wohl für Kriegsschiffe passen, aber hier garnicht ausführbar sind. In den folgenden Blättern ist dagegen die Handelsflotte hervorragend berücksichtigt worden, freilich nicht ohne vielfach auf die Einrichtungen und Verhältnisse der Kriegsmarine, als der Lehrmeisterin zu verweisen.

Sehr häufig ist auch auf die Gesetzgebung Bezug genommen, da in vielen Hinsichten der thatsächliche Zustand auf Schiffen durch diese bedingt wird.

Ueberall habe ich mich bemüht möglichst dem praktischen Bedürfnisse zu dienen und theoretische Auseinandersetzungen nur soweit zu verfolgen, als es zur Erklärung und zum Verständnisse der Sache durchaus nothwendig erschien. Für alle Diejenigen aber, welche näher auf die Details einzugehen wünschen, habe ich zahlreiche Litteraturnachweise eingefügt.

Bisher haben in Deutschland erst Wenige mit diesem Zweige der Gesundheitspflege sich beschäftigt. Wenn es mir gelingen sollte, das Interesse dafür in weitere Kreise zu tragen, würde der Zweck dieser Arbeit erfüllt sein.

Hamburg, Februar 1882.

Reincke Dr.

Litteraturverzeichniss.

(Specialarbeiten sind im Texte genannt. Häufiger angezogenen Büchern und Gesetzen sind in Klammern abgekürzte Bezeichnungen beigefügt, unter denen sie citirt werden.)

Faber, On the influence of sea-voyages on the human body etc. Practitioner 1866—67.

Fonssagrives, Traité d'hygiène navale. II. edit. Paris 1877, mit zahlreichen Abbildungen, die Hauptquelle der meisten Autoren.

Friedel, Die Krankheiten in der Marine. Berlin 1866.

Herwig, Ueber Schiffshygiene an Bord von Auswandererschiffen. *Eulenberg*'s Vierteljahrsschrift für gerichtliche Medicin und öffentliches Sanitätswesen. Neue Folge. Bd. XXVIII.

Hornemann, E., Capt. James Cook's Bericht über das seinerseits angewandte Verfahren, vermittelst dessen er während einer Weltumsegelung mit dem Schiffe »Resolution« die Gesundheit seiner Mannschaft erhielt. Aufsatz in den »Hygienischen Abhandlungen«, aus dem Dänischen übersetzt von *Eugen Liebich.* Braunschweig 1882. S. 337.

Hornemann, W., Lægebog for Søfarende indeholdende Veiledning til en forbedret Sundheds- og Sygepleien i Handelsskibe. Kjøbenhavn 1876.

Instruktion für den Kommandanten eines von S. M. Schiffen oder Fahrzeugen. Berlin 1877; darin Anlage XIV. Reglement über den Sanitätsdienst am Bord S. M. Schiffe und Fahrzeuge. S. 254—427. In demselben namentlich: Beilage N. »Verfahren bei der Desinfektion des Kielraumes, der Luft in geschlossenen Räumen, der Klosets, Kleidungs- und Verbandstücke, der Wäschestücke, des Bettzeuges und der Leichen.« S. 367—370; und Instruktion für die Aerzte an Bord S. M. Schiffe über die Gesundheitspflege an Bord. S. 412—427. Vieles darin ist übrigens veraltet und durch spätere Verordnungen abgeändert.

Le Roy de Mericourt, Die Fortschritte der Schiffshygiene, aus dem Französischen übersetzt von *Krumpholz.* Pola 1876.

Lorent, Ueber die Gesundheitspflege auf Seeschiffen. Bremen 1868.

Macdonald, Outlines of naval hygiene. London 1881. Mit zahlreichen Abbildungen namentlich über den Bau der Schiffe und über Ventilationseinrichtungen.

Marine-Verordnungs-Blatt (M.-V.-Bl.) mit seinen Beiheften. Berlin, bei E. S. Mittler & Sohn.

Parkes, A manual of practical hygiene. V. edit. London 1878.

Reincke, Schiffshygiene. Deutsche Vierteljahrsschrift für öffentliche Gesundheitspflege. 1881. Bd. XIII. S. 51.

Roth & Lex, Handbuch der Militär-Gesundheitspflege. Berlin 1872.

Senftleben, Ueber Sterblichkeit und Erkrankungen auf Auswandererschiffen und über den Amerikanisch-Norddeutschen Vertrag zum Schutz der Auswanderer. Deutsche Vierteljahrsschrift für öffentliche Gesundheitspflege. 1869. Bd. 1. S. 305.

Senftleben, Zum Sanitätswesen der Handelsflotte. *Eulenberg*'s Vierteljahrsschrift für gerichtliche Medicin und öffentliches Sanitätswesen. Neue Folge. Bd. XXV. 1876. S. 34, 342.

Schiffshygiene und Seesanitätswesen im Encyklopädischen Wörterbuche der Staatsarzeneikunde von *Kraus* und *Pichler*. Stuttgart 1878.

Statistische Sanitätsberichte über die Kaiserlich Deutsche Marine. Berlin, bei E. S. Mittler & Sohn. (St. S.-B.)

Statistical Reports on the Health of the Navy (seit 1875 im Auszuge in den Beiheften des Marine-Verordnungs-Blattes).

Turner, The hygiene of emigrant ships. Boston 1881.

Walbrach, Zur Schiffshygiene. *Casper*'s Vierteljahrsschrift für gerichtliche und öffentliche Medicin. 1861. Bd. XIX. S. 12, 237.

With, Die Gesundheitspflege auf Seeschiffen. Bremerhafen 1858.

Gesetzgebung. Deutschland. Deutsche Seemannsordnung vom 27. Dec. 1872 (D. S.-O.), deren § 45 lautet: »Die dem Schiffsmann für den Tag mindestens zu verabreichenden Speisen und Getränke, die Grösse und Einrichtung des Logisraumes und die mindestens mitzunehmenden Heilmittel bestimmen sich im Zweifel nach dem örtlichen Rechte des Heimathshafens. Der Erlass näherer Bestimmungen steht den Landesregierungen im Verordnungswege zu«. Die wichtigeren der auf Grund dieses Paragraphen erlassenen Lokalvorschriften werden im Texte citirt werden. Für Auswandererschiffe kommen fast nur Hamburg und Bremen in Betracht. — Hamburg. Revidirte Verordnung in Betreff der Verschiffung der über Hamburg direkt nach anderen Welttheilen Auswandernden vom 30. April 1855; Revidirte Verordnung in Betreff der Beförderung von Auswanderern, welche von Hamburg über andere Europäische Zwischenhäfen nach fremden Welttheilen auswandern, vom 30. April 1850; Bekanntmachung betreffend die Verproviantirung von Auswandererschiffen, vom 8. September 1856; Nachtrag zu den Verordnungen in Betreff des Auswandererwesens vom 20. April 1868; Anordnungen der Deputation in Bezug auf die direkte Auswanderer-Beförderung, vom März 1869, Verordnung, betreffend Fürsorge für die Auswanderer während der Reise, vom 27. Mai 1870; Verordnung, betreffend Schiffe, welche weniger als fünfundzwanzig Passagiere nach anderen Welttheilen befördern vom 21. März 1873; Verordnung, betreffend Beköstigung der Zwischendecks-Passagiere während der Reise nach Grossbritanien, vom 28. Januar 1874; Bekanntmachung, betreffend die von Auswandererschiffen mitzunehmenden Medikamente, vom 15. Juni 1878. — Bremen. Obrigkeitliche Verordnung, die Beförderung von Schiffspassagieren nach aussereuropäischen Ländern betreffend, vom 9. Juli 1866; Obrigkeitliche Verordnung, gesundheitspolizeiliche Vorschriften bezüglich der Schiffsbeförderung von Auswanderern betreffend, vom 27. Nov. 1868; Bekanntmachung, die von Auswandererschiffen mitzunehmenden Medikamente, ärztlichen Geräthschaften und Desinfektionsmittel betreffend, vom 27. Nov. 1868. Obrigkeitliche Verordnung, die Anwendung der wegen Beförderung der Schiffspassagiere nach aussereuropäischen Ländern, vom 9. Juli 1866 und 27. Nov. 1868 erlassenen Vorschriften auf Dampfschiffe betreffend, vom 7. Dec. 1868. Obrigkeitliche Verordnung, enthaltend eine Zusatzbestimmung u. s. w. vom 13. Sept. 1869. Obrigkeitliche Bekanntmachung einiger nachträglicher Bestimmungen zu der am 9. Juli 1866 erlassenen Verordnung vom 3. Oct. 1870.

England. Merchant Shipping Act 1854 (M. Sh. A.) (17 u. 18 Vict. c. 104); M. Sh. Repeal Act 1854 (17 u. 18 Vict. c. 120); M. Sh. A. Amendment Act 1855 (18 u. 19 Vict. c. 91); M. Sh. A. Amendment Act 1862 (25 u. 26. Vict. c. 63); M. Sh. A. 1854 Amendment Act 1867 (30 u. 31. Vict. c. 124); Colonial Sh. A. 1868 (31 u. 32 Vict. c. 129); M. Sh. (Colonial) Act 1869 (32 Vict. c. 11); M. Sh. A. 1871 (34 u. 35 Vict. c. 110); M. Sh. A. 1872 (35 u. 36 Vict. c. 73); M. Sh. A. 1873 (36 u. 37 Vict. c. 85); M. Sh. A. 1876 (39 u. 40 Vict. c. 80). Für Auswandererschiffe: Passengers Act 1855 (P. A.) (18 u. 19 Vict. c. 119); P. A. Amendment Act 1863 (26 u. 27 Vict. c. 51); P. A. Amendment Act. 1870 (33 u. 34 Vict. c. 95). Merchant Shipping Act und Passengers Act, sehr bequem zusammengestellt bei *Boyd:* The merchant shipping laws, being a consolidation of all the merchant shipping and passengers acts from 1854 to 1876 etc. London 1876; ferner: Intructions as to the survey of the hull, equipments and machinery of steamships carrying passengers, corrected edition 1880 and Instructions as to the survey of passenger accomodation, crew spaces etc. 1879, by the authority of the board of trade.

Frankreich. Die mannigfachen Verordnungen für Handelsschiffe, bequem zusammengestellt bei *Alfred Plocque:* De la mer et de la navigation maritime, Paris 1870, und *O. Toussaint:* Code manuel des armateurs et des capitaines de la marine marchande, II. édition, Paris. Für Auswandererschiffe: Dekret der Kaiserlichen Regierung vom 15. Jan. 1855 und 9. März 1861. Handelsarchiv, Jahrgang 1855, Bd. 1.

Niederlande. Wet van den $\frac{\text{1. Junij 1861}}{\text{15. Julij 1869}}$ (Staatsblad no. $\frac{53}{124}$), houdende bepalingen omtrent den doortogt en het vervoer van landverhuizers. Besluit van den $\frac{\text{27. November 1865}}{\text{30. September 1869}}$ (Staatsblad no. $\frac{130}{155}$) tot nadere uitvoering van art. 24 der wet van $\frac{\text{1. Junij 1861}}{\text{15. Julij 1869}}$ (Staatsblad no. $\frac{53}{124}$), houdende bepalingen omtrent den doortogt en het vervoer van landverhuizers; mit daneben stehender officieller Deutscher Uebersetzung.

New-York. Laws relating to the commissioners of emigration of the state of New-York. Compiled by order of the board of commissioners New-York 1871. Das wichtigste Gesetz: An Act to regulate the carriage of passengers in steamships and other vessels, vom 3. März 1855, neben früheren Gesetzen abgedruckt bei *Turner* l. c. p. 42. Daselbst (p. 50) und bei *Macdonald* l. c. p. 339, auch die noch nicht zum Gesetze erhobene Bill to regulate the carriage of passengers by sea, vom 8. April 1880.

Von hervorragender Bedeutung ist schliesslich der allerdings nicht zur Ausführung gelangte Vertragsentwurf zwischen Deutschland und Nordamerika von 1868: Draft of a convention between the United States of America and the North German Union for the better protection of steerage passengers between the United States and North-Germany (*Senftleben,* l. c. reproducirt einen amended draft of a convention etc.).

Einleitung.

Im Jahre 1760 betrug die Sterblichkeit an Krankheiten in der gesammten Englischen Kriegsflotte 125 ‰, um 1811 war dieselbe auf 30—40 ‰ gesunken; im Durchschnitt der Jahre 1830—1861 starben an Krankheiten 13,3 ‰, im Durchschnitt der Jahre 1869—1878 nur noch 6,69 ‰.

Noch zu Ausgang des vorigen Jahrhunderts gehörte es nicht zu den Seltenheiten, dass fast alle Verwundeten auf Schiffen an Hospitalbrand und anderen Wundkrankheiten zu Grunde gingen, dass die Besatzungen durch Schiffsfieber (in der Regel Fleckfieber, bisweilen Abdominaltyphus), Ruhr und Skorbut mehr als decimirt wurden. Mehr als einmal während der Kriege der neunziger Jahre des vorigen Jahrhunderts wurden Englische Flotten wegen Epidemien von jenen Krankheiten unfähig die See zu halten. Jetzt sind diese Leiden fast zu einer Ausnahme auf Schiffen geworden. Man sieht sie als vermeidbar an und ist geneigt ein Verschulden von irgend einer Seite anzunehmen, wenn sie doch einmal auftreten.

Wie es auf Sklavenschiffen ausgesehen, ist allgemein bekannt; selbst auf Auswandererschiffen war vor noch nicht 20 Jahren zu Epidemiezeiten eine Sterblichkeit von 150—200 ‰ auf das Jahr berechnet keine Seltenheit, auch in seuchenfreier Zeit waren 40—100 ‰ Todesfälle, wenigstens auf Segelschiffen, die Regel. Jetzt, auf den Auswanderer-Dampfschiffen ist die Mortalität auf 20 ‰ und tiefer gesunken.

Während früher eine Reise über See, ganz abgesehen von den Gefahren durch Wind und Wetter, für ein der Gesundheit sehr nachtheiliges Unternehmen galt, werden jetzt Kranken zur Wiederherstellung ihrer Gesundheit von ihren Aerzten längere Seereisen verordnet.

In der That eine Reihe von Erfolgen der Gesundheitspflege auf Schiffen, auf welche man wohl mit Genugthuung zurückblicken kann und welche die — namentlich in Kreisen der

Handelsmarine — nicht selten gehörte Meinung verständlich machen, dass über das hinaus, was jetzt in dieser Richtung geleistet werde, Wesentliches nicht mehr zu erstreben sei; Krankheiten, welche jetzt noch auf Schiffen vorkämen, würden in ganz überwiegender Zahl auf dem Lande erworben.

Soweit es sich um die eigentlichen Seeleute handelt, hat dieser letztere Einwurf in weitem Umfange Berechtigung. Alle Infektionskrankheiten, einschliesslich der häufigen Geschlechtsleiden, stammen vom Lande, die Mehrzahl der Verdauungsstörungen wird durch Unvorsichtigkeiten und Unmässigkeiten in den Häfen erworben, so manches chronische Siechthum ist auf den Lebenswandel ausserhalb des Berufes zurückzuführen, und ist es eine alte Erfahrung, dass Matrosen, welche bei Wind und Wetter, in Nässe und Kälte, bei schwerer Arbeit und wenig Schlaf gesund blieben, einen Schnupfen und Husten bekommen sobald sie das Land betreten. Aber sind damit die unter Seeleuten vorkommenden Leiden erschöpft? Steht es denn fest, dass die häufigen Lungenleiden nur am Lande entstanden seien, oder haben die Engländer Recht, wenn sie die Verbreitung der Schwindsucht auf Schiffen auf die engen und überfüllten Wohnräume daselbst zurückführen? Noch giebt es immer einzelne Fahrzeuge, auf denen Skorbut in gehäufter Zahl vorkommt und sind die Fälle nicht selten, wo ganze Mannschaften bei langen Reisen, namentlich in den Tropen, in einem Zustand von allgemeiner Schwäche, Blutarmuth und Abmagerung gerathen. Selbst wenn man auf allen Schiffen so für die Leute sorgte, dass allen solchen Leiden sicher vorgebeugt wäre — wie es doch durchaus nicht bei allen Rhedern der Fall ist —, blieben doch noch genug Aufgaben für die Gesundheitspflege bestehen. Gehört es ihr denn nicht an, den Krankheitsursachen auch in den Häfen entgegenzutreten? Und ist es nicht ihr höchstes Ziel, das ganze Schiff in einem so gesundheitsgemässen Zustand zu versetzen, dass vom Lande eingeschleppte Infektionskrankheiten dort nicht Boden fassen und sich nicht weiter ausbreiten können? Und was würde wohl aus den schon gewonnenen Erfolgen werden, wenn Theorie wie Praxis nicht fortdauernd die Sache im Auge behielten, nicht unablässig bemüht wären, die Ursachen der Erkrankungen immer tiefer zu ergründen, die Mittel zu deren Abwehr immer mehr zu vervollkommnen und zu vereinfachen, die gesicherten Resultate in immer weitere Kreise einzubürgern. Wir würden bald still stehen und der Stillstand würde dann wie auf jedem anderen Gebiete den Anfang zum Rückschritt bedeuten.

In viel höherem Grade gilt dies Alles von Auswandererschiffen, auf denen durch die grosse Menschenanhäufung in engen Räumen von vorn herein eine ganz ausserordentliche Gefährdung der Gesundheit bedingt ist und jede aufkommende Schädlichkeit sofort eine grosse Zahl Opfer findet. Freilich haben sich dort alle Verhältnisse ganz bedeutend gebessert; ist es aber absolut aussichtslos, noch eine weitere Vervollkommnung zu erreichen, und ist überhaupt die früheren Jahren gegenüber allerdings geringe Sterblichkeitsziffer schon gesichert? Die günstigen Zahlen stammen aus Jahren schwacher Auswanderung, in denen also auch jedes einzelne Schiff schwächer besetzt und daher der von der dichten Bevölkerung des Zwischendecks drohende Schaden ganz erheblich gemildert war. Wie hat es aber mit der Sterblichkeit auf den stark gefüllten Auswandererschiffen dieses Jahres (1881) ausgesehen, wo der Auswandererstrom eine ganz ungewöhnliche Höhe erreichte? Leider existiren darüber bisher gar keine Angaben. Sollten diese ebenso günstig ausfallen wie für die Jahre 1878 und 1879, dann erst könnte man mit einiger Zuversicht des gesicherten Fortschrittes sich freuen. Ferner ist eine ernsthafte Probe zu Epidemiezeiten noch nicht bestanden worden; wenigstens scheinen mir die Erfahrungen der Cholerajahre 1871 und 1873 dazu nicht ausreichend zu sein. Fehlen uns doch selbst auf dem Lande unter viel günstigeren Umständen die Mittel, mit Sicherheit eine Seuche von einer bestimmten Bevölkerung abzuwenden; wie viel weniger können wir hoffen, dass Katastrophen, wie sie zwischen 1865 und 1871 selbst auf Dampfschiffen wiederholt vorkamen, für die Zukunft unmöglich seien. Nur fortgesetzter und immer erneuerter Anstrengung kann es gelingen, hier Sicherheit zu schaffen.

Präcise Zahlenangaben über die Morbidität und Mortalität auf den Schiffen der Handelsflotte fehlen leider gänzlich. Doch können für die Seeleute offenbar die Erkrankungen und Sterbefälle in der Kriegsmarine nach dieser Richtung hin als ziemlich gleichwerthig angesehen werden, da es sich ja in beiden Fällen ausschliesslich um Männer von annähernd gleichem Lebensalter handelt. Was auf den Kriegsschiffen durch die grössere Menschenanhäufung und den Dienst in den tieferen Schiffsräumen ungünstiger gestaltet wird, wird jedenfalls reichlich kompensirt durch die sachkundigere Fürsorge, die grössere Reinlichkeit und die strengere Disciplin. Deshalb ist die beistehende Zusammenstellung über die Erkrankungen und Todesfälle auf den verschiedenen Stationen der Englischen Flotte innerhalb 20 Jahren zwischen 1830 und 1861 (1830—36, 1837—43, 1856—61) nach *Friedel* (Tabelle 1) hier eingefügt worden. Allerdings stammen diese Zahlen aus einer Zeit, wo die Gesundheitsverhältnisse auf Schiffen noch nicht so günstig waren als jetzt, dafür bieten dieselben aber durch den grossen Umfang des verarbeiteten Materials nach Personenzahl wie Zeitdauer eine hohe Garantie für die Richtigkeit der gewonnenen Durchschnittswerthe.

2. Erkrankungen und Todesfälle in der Englischen Kriegsmarine im Durchschnitte der 10 Jahre 1869—1878,

in Promillezahlen der Iststärke nach dem Statistical Report für 1879, Appendix p. 2, 3.

		Er-krankungen.	Todesfälle.			Er-krankungen.	Todesfälle.
I. Allgemein-Erkrankungen, febrile Gruppe,	Eruptive Fieber ...	6,23	0,13	II. Local-Erkrankungen,	Krankheiten des Nervensystems	16,1	0,61
	Kontinuirliche Fieber	36,28	0,52		» » Auges	12,35	—
	Gelbfieber	0,62	0,28		» » Ohres....... ...	4,92	—
	Paroxysmus-Fieber ..	21,65	0,21		» der Nase	0,31	—
	Cholera	0,51	0,07		» des Cirkulationsapparates	8,98	0,85
	Andere Krankheiten	5,29	0,1		» » Lympfdrüsensystems.	11 01	—
konstitutionelle Gruppe,	Rheumatismus	59,94	0,07		» » Respirationsapparates	125,87	0,87
	Syphilis primäre ...	39,95	—		» » Verdauungsapparates	178,2	0,73
	Syphilis secundäre ..	15,8	0,01		» » Urogenitalapparates .	70,81	0,2
	Tuberkulose	5,63	1,16		» der Bewegungsorgane .	5,44	0,01
	Skorbut und Purpura	0,17	—		» des Zellgewebes u. d. Haut	284,52	0,06
	Andere Krankheiten.	2,73	0,06	III.	Schwäche, zur Beobachtung.......	18,95	0,2

Total nach Abzug von Vergiftungen und Verletzungen 932,40 Erkrankungen und **6,09** Todesfälle.

3. Sterblichkeit an Krankheiten auf den verschiedenen Stationen der Englischen Flotte im Jahre 1879

in Promillezahlen der Iststärke, (44,745 Mann mit 279 Todesfällen), Statistical Report 1879 Appendix p. 5.

England	5,34	Westküste v. Afrika u. Cap d. guten Hoffn.	17,91
Mittelmeer	6,06	Ostindien	10,37
Nordamerika und Westindien	4,46	China	6,47
Südostküste von Amerika	9,17	Australien	4,3
Stiller Ocean	2,85	Irreguläre	4,8

Total **6,23**.

1. **Uebersicht der Frequenz der Erkrankungen (K**
in Promillezahl der Besatz

	England.		Nordküste von Spanien.		Mittelmeer.		Kombini[erte] afrikanis[che] Station[en]
	K.	T.	K.	T.	K.	T.	K.
Katarrh	199,8	0,33	278,4	0,7	200,6	0,02	180,7
Phlegmone	130,6	0,06	167,0	—	335,6	0,09	171,0
Fieber	36,2	0,69	65,1	1,6	75,1	1,8	148,8
Diarrhöe	41,9	0,07	79,1	—	100,7	0,18	83,8
Helkose	52,7	0,04	64,5	0,15	85,2	0,08	83,2
Rheuma	66,1	0,17	59,9	0,1	70,1	0,16	78,6
Dysenterie	2,3	0,04	3,7	0,17	9,7	0,45	49,8
Syphilis	66,8	0,05	23,5	0,1	44,1	—	38,5
Kolik	13,0	0,03	16,9	—	16,8	0,03	21,2
Pleuritis u. Pneumonie	23,8	1,16	14,5	0,6	24,1	0,8	20,2
Ophthalmie	10,3	—	12,9	—	12,9	—	12,4
Erysipelas	4,6	0,07	6,6	0,35	8,2	0,2	8,0
Tuberkulose	6,4	1,90	6,6	1,6	7,0	2,1	5,4
Leberkrankheiten	4,4	0,28	2,7	0,2	4,6	0,2	16,0
Gastro-Enteritis	1,9	0,34	0,95	0,1	1,9	0,2	3,3
Herzkrankheiten	4,3	0,36	5 3	0,7	4,5	0,2	2,2
Aneurismen	0,05	0,02	0,3	0,3	0,13	0,06	0,4
Variola	1,9	0,1	1,5	0,35	2,08	0,1	1,9
Morbilli	1,8	0,01	0,19	—	0,7	0,004	0,1
Scarlatina	1,7	0,24	0,6	—	0,3	0,01	—
Apoplexie	0,67	0,35	0,6	0,07	0,8	0,03	1,7
Meningitis	0,21	0,08	0,07	—	0,3	0,08	0,1
Manie etc.	1,3	0,02	1,45	—	0,8	0,005	2,0
Cholera	0,8	0,25	—	—	2,2	0,43	—
Brechdurchfall	1,7	0,06	3,6	0,1	2,9	0,07	3,5
Gicht	2,7	0,01	1,8	—	0,7	—	1,1
Delirium tremens	2,1	0,16	4,5	—	2,4	0,2	0,9
Icterus	1,4	0,05	2,3	0,2	2,9	0,03	1,3
Pest	—	—	—	—	0,06	0,04	—
Gelbfieber	—	—	—	—	—	—	0,8
Skorbut	0,07	—	—	—	0,4	0,01	2,8
Hemeralopie	—	—	—	—	0,17	—	0,5
Total	**893,9**	**7,4**	**1026,6**	**8,5**	**1148,2**	**9,8**	**1185,7**

…er Todesfälle (T) auf den verschiedenen Stationen der …ei einer Gesammtbesatzungsstärke von 705,388 Mann, nach *Friedel*, l. c. pag. 274—279.

…estküste von …frika.		Kap der guten Hoffnung.		Australien.		China und Ostindien.		Südamerika.	
…	T.	K.	T.	K.	T.	K.	T.	K.	T.
…,3	—	139,0	0,1	177,1	—	183,0	0,4	158,2	0,15
…,6	0,04	170,7	—	276,6	—	213,3	0,07	196,2	0,05
…,0	18,3	70,0	2,6	30,3	—	290,7	4,1	95,8	1,2
…,0	0,1	110,4	0,6	86,1	0,2	221,4	0,6	99,1	0,06
…,8	0,05	75,3	—	93,8	—	96,3	0,15	94,9	—
…,1	0,1	73,9	0,7	99,3	—	75,4	0,26	73,1	0,2
…,5	0,8	17,4	2,1	18,4	2,3	80,6	9,5	17,0	0,7
…,3	0,1	26,6	—	22,8	—	60,03	0,01	31,6	0,02
…,6	0,1	31,5	—	?	?	31,3	0,02	26,6	—
…,7	1,03	11,1	0,3	13,6	0,6	17,9	0,7	22,1	0,3
…,4	—	10,4	—	4,7	—	24,4	—	10,4	—
…,0	0,05	4,2	0,08	1,4	—	3,4	0,02	5,2	—
…3,2	2,7	5,0	1,6	6,7	1,3	5,6	2,0	5,1	1,0
…,5	0,7	10,7	0,8	3,3	0,4	17,0	1,0	11,7	0,3
…,7	0,6	3,3	0,2	2,6	0,5	3,1	0,4	2,7	0,4
…,5	0,5	4,03	0,2	5,4	1,1	3,3	0,35	2,3	0,1
—	—	—	—	0,3	—	0,07	0,04	0,17	0,1
…,7	0,3	1,2	0,5	—	—	2,6	0,3	0,6	0,03
…,7	—	0,5	—	0,35	—	0,06	0,005	—	—
…,2	—	—	—	—	—	0,02	—	0,4	—
…,8	0,4	1,0	0,4	0,35	—	1,3	0,6	0,9	0,2
…,3	0,1	0,3	—	—	—	0,9	0,2	0,6	0,2
…,3	0,07	0,8	—	0,6	—	1,3	0,05	1,2	0,03
—	—	—	—	—	—	12,0	2,8	—	—
…3,0	—	0,07	—	—	—	1,4	0,03	9,02	—
…0,8	—	0,8	—	3,6	—	0,8	0,005	1,08	—
…2,5	0,5	1,7	0,07	10,5	0,2	1,3	0,28	0,9	0,1
…2,2	0,07	0,9	0,07	0,8	—	2,4	0,005	1,7	0,03
—	—	—	—	—	—	—	—	—	—
…7,3	16,2	—	—	—	—	—	—	—	—
…1,0	—	0,7	—	4,9	—	3,5	—	0,1	—
…,4	—	—	—	—	—	1,0	—	0,1	—
…0,7	33,9	1076,7	10,5	1064,9	4,5	1788,0	31,3	1090,8	7,2

Englischen Flotte im Durchschnitte von 20 Jah
854,992 Erkrankungen und 9,423 Todesfällen a

Brasilien.		Stiller Ocean.		Westindien und Nordamerika.		Postschi
K.	T.	K.	T.	K.	T.	K.
196,0	—	250,0	—	177,6	0,1	155,7
351,7	0,06	301,8	0,06	306,7	0,17	141,3
83,3	1,1	85,3	0,7	187,7	3,8	45,6
161,3	—	87,2	0,3	120,0	0,1	56,5
96,7	—	80,3	—	110,5	0,04	27,5
77,2	0,3	109,1	0,05	70,0	0,16	62,2
3,9	—	8,1	0,3	10,7	0,4	8,9
29,0	—	53,4	—	28,3	0,04	28,9
?	?	?	?	29,1	0,02	57,2
7,5	0,3	14,6	0,5	17,9	0,8	18,9
7,5	—	14,8	—	11,9	—	8,1
2,5	—	2,7	0,06	4,7	0,07	3,8
5,03	1,6	6,6	2,05	6,25	1,5	4,7
3,9	0,6	3,6	0,2	8,5	0,2	4,9
1,6	0,3	2,0	0,2	3,06	0,2	2,1
3,5	0,1	6,1	0,7	4,8	0,3	1,2
—	—	0,3	0,08	0,27	0,04	0,3
5,6	—	—	—	0,5	0,06	0,8
0,1	—	0,2	—	0,23	—	0,15
—	—	0,1	—	0,22	0,01	0,17
0,5	0,15	0,3	0,1	0,8	0,3	0,9
0,4	0,15	0,5	—	0,4	0,12	0,8
0,8	—	0,9	—	1,01	—	0,5
—	—	—	—	0,75	0,1	—
—	—	0,5	0,06	6,1	0,04	15,5
1,6	—	0,3	—	1,6	0,01	0,7
2,8	0,3	1,6	0,06	2,5	0,4	1,9
2,2	—	1,6	—	1,9	—	0,9
—	—	—	—	—	—	—
41,6	9,2	1,0	0,5	36,8	9,4	11,2
0,1	—	0,4	—	0,6	—	—
—	—	—	—	0,7	—	—
1357,8	**15,1**	**1217,8**	**6,4**	**1422,7**	**20,4**	**823,2**

schen **1830** und **1861**
kheiten,

reguläre.		Total.		
K.	T.	K.	T.	
2,7	0,13	**193,3**	**0,16**	Katarrh
5,0	0,02	**233,1**	**0,04**	Phlegmone
6,4	1,1	**109,8**	**3,54**	Fieber
7,6	0,2	**103,7**	**0,18**	Diarrhöe
4,4	0,1	**83,5**	**0,1**	Helkose
7,5	0,15	**78,1**	**0,19**	Rheuma
7,1	0,5	**18,5**	**1,5**	Dysenterie
6,9	0,03	**40,5**	**0,04**	Syphilis
9,6	—	**28,2**	**0,02**	Kolik
7,1	1,2	**17,8**	**0,7**	Pleuritis u. Pneumonie
3,8	—	**11,9**	—	Ophthalmie
5,4	0,07	**4,7**	**0,07**	Erysipelas
7,5	1,9	**6,1**	**1,72**	Tuberkulose
5,5	0,2	**7,6**	**0,39**	Leberkrankheiten
2,2	0,3	**2,5**	**0,30**	Gastro-Enteritis
4,5	0,3	**4,1**	**0,35**	Herzkrankheiten
0,1	—	**0,17**	**0,06**	Aneurismen
1,6	0,1	**1,5**	**0,13**	Variola
1,2	—	**0,4**	**0,001**	Morbilli
0,7	0,03	**0,3**	**0,02**	Scarlatina
0,9	0,2	**0,8**	**0,24**	Apoplexie
0,4	0,1	**0,4**	**0,07**	Meningitis
1,2	0,02	**1,1**	**0,02**	Manie etc.
0,6	0,3	**1,2**	**0,27**	Cholera
2,6	0,01	**3,6**	**0,03**	Brechdurchfall
1,3	—	**1,3**	**0,002**	Gicht
2,1	0,08	**2,8**	**0,2**	Delirium tremens
2,1	0,01	**1,8**	**0,03**	Icterus
–	—	**0,004**	**0,003**	Pest
0,67	0,17	**9,2**	**2,72**	Gelbfieber
0,1	—	**1,05**	—	Skorbut
0,9	—	**0,3**	—	Hemeralopie
197	**8,3**	**1212,1**	**13,3**	Total

Daran schliessen sich die kleineren Tabellen 2 und 3 über die Erkrankungen und Todesfälle in den Jahren 1869—1878 und über die Sterblichkeit auf den verschiedenen Stationen der Flotte im Jahre 1879, welche leider sowohl in Bezug auf die Bezeichnung der Krankheiten wie auch in Bezug auf die Begrenzung der Stationen so wesentliche Abweichungen von der früheren Anordnung aufweisen, dass eine Vergleichung sehr erschwert wird. Trotzdem lässt sich leicht erkennen, wie sehr sich die Verhältnisse gebessert haben, wie erheblich die Todesfälle an Infektionskrankheiten zurückgegangen sind, und wie auch bei andern Leiden, unter denen namentlich die Tuberkulose genannt werden muss, die Sterblichkeit abgenommen hat. Uebrigens lassen alle drei Tabellen in schlagendster Weise die vielfachen Gefahren des Tropenklimas hervortreten, welche durchaus nicht allein durch die Infektionskrankheiten und deren Folgen bedingt sind, während die Leiden, welche ausschliesslich auf das Schiffsleben zurückgeführt werden könnten, dagegen verschwinden. Diese günstige Sachlage tritt noch viel deutlicher hervor, wenn man das Gesammtresultat der letzten Jahre mit der jährlichen Sterblichkeit unter den ebenso alten Männern auf dem Lande vergleicht, z. B. mit der Sterblichkeit in der Preussischen Armee, für welche alle Gefahren fremder Klimate fortfallen. Dort starben im Durchschnitt der Jahre 1874—78 an Krankheiten 4,38 ‰ (Statistischer Sanitätsbericht für die Kgl. Preussische Armee und das XIII. Kgl. Würtembergische Armeekorps für die vier Rapportjahre 1. April 1874 — 31. März 1878, S. 84). Ein schlagender Beweis dafür, dass der Seemannsberuf in der That ein sehr gesunder sei, wenn nur gut für die Leute gesorgt wird, wie es jetzt in der Englischen Flotte der Fall ist.

Näheres über die Morbidität und Mortalität in der Englischen Flotte bei *Friedel* und in den Statistical Reports. Im Jahre 1877 starben in der Flotte an Krankheiten 4,91 ‰; 1878: 5,32 ‰; 1879: 6,23 ‰.

Ueber dieselben Verhältnisse in der Deutschen Flotte sehr viel lehrreiches Material in den Statistischen Sanitätsberichten. Die Zahlen sind indessen noch zu klein, um nicht grossen Schwankungen zu unterliegen, wie das leicht aus der nachfolgenden Tabelle 4 über die Sterblichkeit an Krankheiten innerhalb der Marine ersichtlich wird; jedenfalls lassen dieselben aber ausserordentlich günstige Sanitätsverhältnisse erkennen.

4. Erkrankungen und Todesfälle in der Deutschen Kriegsmarine.

Laufende Jahreszahl 1. April bis 31. März	Besatzungsstärke			Todesfälle an Krankheiten			Sterblichkeit an Krankheiten ‰							
							An Bord von Schiffen							
	auf Schiffen	am Lande	Total	auf Schiffen	am Lande	Total	Ostasien	Südsee	Westindien und Amerika	Mittelmeer	Heimische Gewässer	Summe an Bord	am Lande	Total
1876—77	4654	3546	8200	15	5	20	6,4	—	4,4	1,7	—	3,2	1,4	**2,4**
1877—78	5118	3798	8916	8	36	44	1,66	—	2,73	2,06	—	1,56	9,48	**4,94**
1878—79	4543	4716	9259	7	21	28	3,1	—	0,9	—	1,1	1,5	4,5	**3,0**
1879—80	5107	4962	10,009	20	23	43	4,3	16,9	1,9	—	0,9	3,9	4,6	**4,3**
1880—81	5005	4880	9885	8	20	28	2,5	2,3	—	—	1,8	1,6	4,1	**2,8**

Für die Sterblichkeit unter den Seeleuten der Handelsmarine können folgende Zahlen einigen Anhalt gewähren, welche der jährlichen »Statistik des Seemanns-Amtes zu Hamburg« entnommen sind. Da dieselben indessen nur die Zahl der »zur Kenntniss gelangten« Sterbefälle unter den in Hamburg Angemusterten angeben und viele Seeleute mehr als einmal im Jahre angemustert werden, ist der Werth derselben ein nur relativer.

5. Todesfälle unter den in Hamburg angemusterten Seeleuten.

Jahreszahl	Zahl der Angemusterten	Zahl aller Todesfälle	davon Todesfälle an Krankheiten:					
			Zahl	‰ der Angemusterten	Gelbfieber	Afrikanisches Fieber	Dysenterie	Andere Krankheiten
1870—78	122,431	1542	663	**5,41**				
1879	14,941	179	131	**8,76**	38	9	1	83
1880	17,359	151	66	**3,80**	18	9	3	36

Nach einem ganz anderen Maassstabe muss die Sterblichkeit auf Auswandererschiffen gemessen werden, da auf diesen beide Geschlechter vertreten sind und die wenig widerstandsfähigen Kinder und Greise ebensowohl wie die kräftigen Lebensalter. Hier könnte eher ein Vergleich mit der Sterblichkeit einer gesammten städtischen Bevölkerung oder der Bevölkerung eines ganzen Landes nahe liegen. Doch nur unter Einschränkungen: Die umstehende Tabelle 6 zeigt zur Genüge, wie grosse Abweichungen in dem Verhältnisse der verschiedenen Altersklassen zu einander zwischen der Bevölkerung eines Auswandererschiffes und der eines ganzen Landes oder der einer grossen Stadt vorkommen. Noch viel mehr als in der grossen Stadt sind unter den Auswanderern die gesundesten und kräftigsten Lebensalter zwischen 15 und 30 Jahren vertreten; sie machen fast die Hälfte der Gesammtzahl aus und sollten dieselben daher die

6.	Vergleichung der Altersklassen					
Altersklassen in Jahren statt nach Geburts-jahren	der Bevölkerung im Deutschen Reich 1875		der Bevölkerung in Hamburg 1880		der 1880 über Hamburg ausgewanderten Personen	
	Personen	%	Personen	%	Personen	%
0—1	1'107,996	2,60	13,211	2,12	4,273	6,20
über 1—10	9'321,356	21,84	91,503	20,20	11,180	16,23
» 10—15	4'388,323	10,26	37,050	8,18	2,849	4,14
» 15—30	10'858,073	25,45	127,632	28,18	32,789	47,60
» 30—50	10'121,402	23,72	123,121	27,19	14,877	21,60
» 50—60	3'599,931	8,44	29,947	6,61	2,103	3,05
über 60	3'278,067	7,69	30,421	6,72	816	1,18
	42'675,148	100	452,885	100	68,887	100

Sterblichkeitsziffer erheblich herabdrücken; dagegen sind die Schiffe wieder gegenüber der Bevölkerung auf dem Lande durch die fast dreifache Zahl der Säuglinge belastet, deren hohe Sterblichkeit aller Orten den entscheidenden Ausschlag für die Höhe der Gesammt-Sterblichkeit abgiebt. Ein Vergleich würde daher nur dann das richtige treffen, wenn die Mortalität der verschiedenen Altersklassen zusammengestellt werden könnte, wozu indessen in Bezug auf die Auswanderer fast alle Zahlenangaben fehlen. Bei einem Vergleiche muss ferner berücksichtigt werden, dass in der Regel nur ganz gesunde Leute an Auswanderung denken, dass die Sterblichkeit unter ihnen daher wenig durch vorher schon kranke gesteigert wird, andererseits, dass die Sterblichkeit während der Reise kein volles Bild von der wirklichen Sterblichkeit giebt, da Viele noch nach der Ankunft im Hospital zu Grunde gehen, schliesslich dass die Reisedauer im Verhältniss zur Länge eines Jahres recht kurz ist, weshalb Berechnungen von der Sterblichkeit während einer Reise auf die Jahres-Sterblichkeit grossen Fehlerquellen ausgesetzt sind. Unter diesen Einschränkungen wird man die in der nachfolgenden Tabelle 7 mitgetheilten Zahlen mit der Sterblichkeit auf dem festen Lande vergleichen können, wo dieselbe z. B. in den meisten Deutschen Städten zwischen 20 und 30 ‰ schwankt, in einzelnen kleineren Orten unter günstigen Verhältnissen bis auf 16 ‰ sinkt, in manchen Fabrikstädten mit grosser und schwächlicher Arbeiterbevölkerung dagegen bis zu 37 ‰ und mehr steigt. Werthvoller ist jedenfalls die Vergleichung der einzelnen Jahre und Reisen unter einander,

7. Zusammenstellung über die Geburten und Todesfälle unter de[…]

Jahr	Dampfschiffe								
	Zahl der Schiffe	Passagiere		Geboren	Gestorben			Zahl der Schiffe	P[…]
		Kajüte	Zwischen-deck		Zahl	‰	‰ auf 1 Jahr		Kaj[…]
1849	.	.	.	.	.	.	.	.	.
davon mit Deutschen Schiffen	.		.	.	.	.	.	.	.
1865	215	14,402	110,949	.	117	1,05	**25,20**	297	65[…]
davon aus Hamburg	28	3,725	14,786	.	19	1,28	**30,72**	30	1[…]
» » Bremen	25	4,807	11,321	.	7	0,61	**14,64**	73	3[…]
1866	401	27,507	156,931	83	816	5,19	**124,56**	349	6[…]
davon aus Hamburg	39	4,344	21,033	14	42	1,99	**47,76**	49	[…]
» » Bremen	45	6,337	23,707	17	20	0,84	**20,16**	76	2[…]
1867	464	29,187	193,445	99	255	1,31	**31,44**	282	5[…]
davon aus Hamburg	42	3,544	21,182	13	20	0,94	**22,56**	32	[…]
» » Bremen	67	6,438	33,613	31	42	1,24	**29,76**	81	2[…]
1868	451	27,937	180,449	96	200	1,10	**26,40**	200	2[…]
davon aus Hamburg	52	4,214	26,988	24	40	1,48	**35,52**	21	[…]
» » Bremen	63	6,623	31,214	23	31	0,99	**23,76**	60	[…]

[1]) 1865: darunter das Dampfschiff »Atalanta« von Havre mit 26 Todesfällen an **Cholera** unter 555 Passag[…]

[2]) 1866: darunter 588 Todesfälle (T.) an **Cholera** auf 17 Schiffen und 122 Todesfälle an **Blatter**[…] 15 Schiffen; ausserdem starben nach der Ankunft im Hospitalschiffe (T. i. H.) an **Cholera** 252 Pers[…] 112 Passagiere wurden wegen **Blattern** ins Hospital gebracht (K. i. H.)

Die **Cholera**-Schiffe waren:

Dampfschiffe:

18. April.	Virginia	von	Liverpool	1029	P.	32	T.	70	T. i. H.	
21. »	England	»	»	1202	»	260	»	7	»	»
26. Juni.	Union	»	»	441	»	34	»	30	»	»
14. Juli.	Peruvian	»	»	759	»	35	»	77	»	»
15. Aug.	Bavaria	»	Hamburg	278	»	5	»	1	»	»
8. Oct.	Helvetia	»	Liverpool	608	»	11	»	32	»	»
7. Nov.	Florida	»	Havre	499	»	29	»	30	»	»

Segelschiffe:

15. Aug.	Johann Martin..	von	Antwerpen	108	P.	18	T.	—	T. i. H.	
16. Sept.	Gettysburg	»	Havre	168	»	16	»	3	»	»
25. Oct.	Isaac Webb	»	Liverpool	183	»	13	»	—	»	»
31. »	Herschel	»	Hamburg	269	»	18	»	—	»	»
7. Nov.	Yorktown	»	London	104	»	4	»	—	»	»
7. »	John Bertram ..	»	Hamburg	455	»	33	»	3	»	»
8. »	Mozart	»	Bremen	355	»	11	»	1	»	»
12. »	Washington	»	Hamburg	207	»	19	»	—	»	»
21. »	Mercury	»	Havre	452	»	35	»	7	»	»
28. »	Jessie	»	Hamburg	241	»	15	»	1	»	»

Die Haupt-**Blattern**-Schiffe (sämmtlich Segelschiffe) waren:

1. Jan.	Senator Iken ...	von	Bremen	523	P.	16	T.	16	K. i. H.	
1. Febr.	Albert	»	Hamburg	379	»	33	»	7	»	»
25. Mai.	Harpswell	»	Havre	216	»	10	»	3	»	»
3. Juni.	Eugenia	»	Hamburg	367	»	21	»	10	»	»
7. »	Palmerston	»	»	641	»	13	»	14	»	»
14. »	Superior	»	»	600	»	10	»	13	»	»
17. »	Mobile	»	Bremen........	726	»	5	»	5	»	»
19. »	Florentine	»	Hamburg	174	»	1	»	10	»	»
6. Oct.	Eduard	»	Bremen........	276	»	4	»	16	»	»

[3]) 1867: darunter 233 Todesfälle von Erwachsenen und 516 von Kindern. An **Cholera** starben 132 Pass[…] auf 6 Schiffen, ausserdem während der Quarantaine 61 Passagiere (T. i. Q.). Auf 27 **Blattern**-Schiffen st[…] 59 Personen, davon 20 an Blattern (Bl.-T.), 79 Kranke wurden ins Hospital (K. i. H.) gebracht.

…fen von New-York gelandeten Auswanderern während der Reise.

…egelschiffe					Total						
…		Gestorben				Passagiere			Gestorben		
…schen-deck	Geboren	Zahl	‰	‰ auf 1 Jahr	Zahl der Schiffe	Kajüte	Zwischen-deck	Geboren	Zahl	‰	‰ auf 1 Jahr
.	.	.	.	.	1,651	224,393		211	2,357	10,50	**90,93**
.	.	.	.	.	85	10,966		11	87	7,93	**68,67**
,039	.	579	6,97	**60,36**	512	15,056	193,988	.	696 [1])	3,58	.
,968	.	228	20,78	**179,95**	58	3,832	25,754	.	247	9,59	.
,178	.	99	4,67	**40,44**	98	5,126	32,499	.	106	3,26	.
,898	162	851	11,36	**98,37**	750	28,143	231,829	245	1,667 [2])	7,19	.
,335	60	387	26,99	**233,73**	88	4,443	35,368	74	429	12,12	.
,548	51	129	5,98	**51,78**	121	6,602	45,255	68	149	3,29	.
,495	127	494	10,18	**88,15**	746	29,730	241,940	226	749 [3])	3,09	.
,765	29	211	21,6	**187,05**	74	3,608	30,947	42	231	7,46	.
,091	64	155	7,01	**60,70**	148	6,717	55,701	95	197	3,53	.
,953	102	393	12,29	**106,43**	651	28,178	212,402	198	593 [4])	2,79	.
,047	24	138	22,82	**197,62**	73	4,232	33,035	48	178	5,38	.
,816	57	178	12,01	**104,0**	123	6,716	46,030	80	209	4,54	.

Die **Cholera**-Schiffe waren:

Dampfschiffe:

24. April. Louisiana .... von Liverpool.. 582 P. 8 T. — T. i. Q.
16. Sept. Minnesota .... „ „ 758 „ 11 „ 26 „ „
15. Nov. City of Cork .... „ Antwerpen 409 „ 14 „ 29 „ „
25. „ City of Washington.. „ Liverpool.. 538 „ 7 „ — „ „

Segelschiffe:

20. Juli. Guiseppe Baccarcich.. von Antwerpen 179 P. 17 T. 3 T. i. Q.
6. Dec. Lord Brougham ...... „ Hamburg . 383 „ 75 „ 3 „ „

Die Haupt-**Blattern**-(Segel-) Schiffe waren:

1. Juni. John Bertram.. von Hamburg 442 P. 15 T. 7 davon Bl.-T. 19 K. i. H.
27. Juli. Olbers .... „ Bremen 371 „ 4 „ 2 „ „ 17 „ „
24. Nov. Palmerston .... „ Hamburg 713 „ 14 „ 2 „ „ 2 „ „

[4]) 1868: darunter 166 Todesfälle von Erwachsenen und 427 von Kindern. An **Cholera** starben auf 1 Schiff …ersonen, ausserdem 3 nach der Ankunft. Auf 17 **Blattern**-Schiffen starben 40 Personen, darunter 12 an …ern (Bl.-T.), 86 Kranke wurden ins Hospital gebracht. **Schiffsfieber** kam auf 6 Schiffen vor mit …desfällen und 100 Kranken, welche ins Hospital gebracht wurden (darunter 45 leichte Fälle zur Observation). …**asern** und **Scharlach** starben auf 2 Schiffen 49 Passagiere.

Die zumeist inficirten Schiffe waren:

Cholera.

12. Jan. Segelschiff »Leibnitz« von Hamburg ..... 543 P. 107 T.

Blattern.

11. Mai. Segelschiff »Freihandel“ von Bremen . 262 P. 2 T. 2 davon Bl.-T. 22 K. i. H.
2. Juni. „ „Agnes“ .... „ „ 378 „ 18 „ 8 „ „ 26 „ „
6. „ Dampfer »Virginia« .. „ Liverpool 1045 „ 2 „ — „ „ 19 „ „

Schiffsfieber.

16. Juli. Segelschiff »Columbia« .... von Liverpool 463 P. 5 T. 9 K. i. H.
11. Aug. „ »Emerald Isle«. „ „ 870 „ 37 „ 75 „ „

Masern und Scharlach.

29. Mai. Segelschiff „Carl«...... von Bremen ..... 496 P. 25 T.
30. „ „ »Marcopolo“ „ „ ..... 336 „ 24 „

7. Zusammenstellung über die Geburten und Todesfälle unter den im H

Jahr	Dampfschiffe								
	Zahl der Schiffe	Passagiere		Geboren	Gestorben			Zahl der Schiffe	P
		Kajüte	Zwischendeck		Zahl	‰	‰ auf 1 Jahr		Kaj
1869	504	29,471	229,190	110	210	0,91	**21,84**	209	27
davon aus Hamburg	58	5,417	28,380	20	27	0,95	**22,80**	20	
» » Bremen	71	6,751	34,018	20	30	0,88	**21,12**	59	7
1870	484	28,262	194,088	105	155	0,79	**18,96**	156	26
davon aus Hamburg	39	3,194	19,179	12	21	1,09	**26,16**	11	
» » Bremen	56	4,385	23,839	20	18	0,75	**18,00**	40	7
1871	573	31,392	213,698	80	194	0,90	**21,60**	122	10
davon aus Hamburg	50	4,200	24,476	13	18	0,73	**17,52**	14	
» » Bremen	69	6,397	33,593	22	24	0,71	**17,04**	47	5
» » Stettin	5	109	2,424	3	45	18,56	—	.	.
1872	626	36,776	274,889	114	197	0,71	**17,04**	96	8
davon aus Hamburg	58	5,557	37,233	21	37	0,99	**23,76**	16	
» » Bremen	80	6,560	43,007	26	33	0,76	**18,24**	48	5
» » Stettin	10	231	5,322	2	8	1,50	—	.	.
1873	699	37,590	257,545	123	230	0,89	**21,36**	49	6
davon aus Hamburg	60	5,972	31,922	25	40	1,25	**30,00**	4	
» » Bremen	90	6,502	36,599	17	21	0,57	**13,68**	28	3
» » Stettin	19	424	7,263	4	15	2,06	—	.	.
1874	.	.	.	.	.	.	.	.	
1875	.	.	.	.	.	.	.	.	.
1876	.	.	.	.	.	.	.	.	.
1877	.	.	.	.	.	.	.	.	.
1878	.	.	.	.	.	.	.	.	
1879	.	.	.	.	.	.	.	.	

[5]) 1869: darunter 101 Todesfälle von Erwachsenen und 247 von Kindern. Auf 26 **Blattern**-Schiffen k 37 Todesfälle vor, davon 5 Blatterntodesfälle, 164 Kranke wurden ins Hospital gebracht. Von diesen k 27 Todesfälle und 135 Erkrankungen auf Bremer Segelschiffe.

Die Haupt-**Blattern**-Schiffe waren:

11. Mai.	Christel ……	von Bremen …..	425 P.	6 T.	3 davon Bl.-T.	45 K. i. H.
20. »	Anton ……..	» » …..	359 »	1 »	— » »	13 » »
10. Juni.	St. Bernhard..	» » …..	381 »	6 »	2 » »	30 » »
4. Juli.	Christel ……	» » …..	287 »	2 »	— » »	12 » »
22. »	Admiral ……	» » …..	298 »	1 »	— » »	27 » »

Auf dem amerikanischen Schiffe »James Foster jr.«, am 11. März angekommen von Liverpoo 146 Passagieren, starben 4 an **Hungertyphus**, 58 kamen ins Hospital, die übrigen 84 »waren in einem c Zustande durch Misshandlung und mangelhafte Verpflegung.«

[6]) 1870: darunter 77 Todesfälle von Erwachsenen und 188 von Kindern. Auf 27 **Blattern**-Schiffen k 16 Todesfälle vor, davon 9 Blatterntodesfälle, 66 wurden ins Hospital gebracht

New-York gelandeten Auswanderern während der Reise. (Fortsetzung).

gelschiffe					Total						
		Gestorben			Zahl der Schiffe	Passagiere		Geboren	Gestorben		
schen-deck	Geboren	Zahl	‰	‰ auf 1 Jahr		Kajüte	Zwischen-deck		Zahl	‰	‰ auf 1 Jahr
,333	76	138	4,87	**42,17**	713	29,744	257,523	186	348 [5])	1,35	.
,317	25	31	5,83	**50,48**	78	5,425	33,697	45	58	1,72	.
,681	34	81	6,93	**60,01**	130	6,830	45,699	54	111	2,42	.
,538	47	110	5,93	**51,35**	640	28,530	212,626	152	265 [6])	1,24	.
,290	16	30	9,11	**78,89**	50	3,201	22,469	28	51	2,26	.
,182	20	68	8,31	**71,96**	96	4,460	32,021	40	86	2,68	.
,969	42	85	5,67	**49,10**	695	31,500	228,667	122	279 [7])	1,22	.
,713	14	29	10,68	**92,48**	64	1,269	27,189	27	47	1,72	.
,900	18	38	6,44	**55,77**	116	6,454	39,499	40	62	1,56	.
.	.	.	.	.	5	109	2,424	3	45	18,56	.
,367	61	286	15,57	**134,83**	721	36,858	293,256	175	483 [8])	1,64	.
,958	14	55	13,89	**120,28**	74	5,563	41,191	35	92	2,23	.
,631	40	223	19,17	**166,01**	128	6,615	54,638	66	256	4,68	.
.	.	.	.	.	10	231	5,322	2	8	1,50	.
,762	35	105	11,98	**103,74**	748	37,655	266,307	158	335	1,25	.
,159	3	3	2,58	**22,34**	64	5,975	33,081	28	43	1,29	.
,473	31	100	15,44	**133,71**	118	6,541	43,072	48	121	2,80	.
.	.	.	.	.	19	424	7,263	4	15	2,06	.
.	.	.	.	.	.	140,141		.	238	1,69	**40,56**
.	.	.	.	.	.	84,560		.	122	1,44	**34,56**
.	.	.	.	.	.	68,264		.	98	1,43	**34,32**
.	.	.	.	.	.	54,536		.	57	1,04	**24,96**
.	.	.	.	.	.	75,347		.	54	0,71	**17,04**
.	.	.	.	.	.	135,070		.	81	0,59	**14,16**

Die zumeist inficirten Schiffe waren:

Blattern.

18. Mai. Dampfer „Lafayette“ von Havre .... 107 P. — T. 6 davon Bl.-T. 1 K. i. H.
24. » Segelschiff „Heimath“. » Bremen... 238 » 7 » 1 » » 10 » »

Schiffsfieber.

18. Jan. Segelschiff »John Bertram« von Hamburg ... 449 P. 20 T. 30 K. i. H.

Masern und Scharlach.

25. Mai. Segelschiff »Leocadia« .... von Bremen ..... 421 P. 20 T. 29 K. i. H.

7) 1871: darunter 102 Todesfälle von Erwachsenen und 177 von Kindern. Auf dem Dampfer »Franklin«, ekommen am 15. Nov. von Stettin mit 611 Passagieren, 41 Todesfälle und 94 Kranke, welche ins Hospital racht wurden, ohne Angabe der Krankheit.

8) 1872: darunter 203 Todesfälle von Erwachsenen und 260 von Kindern.

wobei denn die ausserordentlich grosse Gefährlichkeit der Infektionskrankheiten und die hohe Ueberlegenheit der Dampfschiffe mit ihren ungleich schnelleren Reisen über die Segelschiffe als die wichtigsten Momente hervortreten. Auch ist für einen etwaigen Vergleich der Reisen aus den verschiedenen Häfen untereinander darauf aufmerksam zu machen, dass die Sterblichkeit in erheblicher Weise auch von der Art der Passagiere bedingt wird. So werden Dampfschiffslinien, welche viel schmutziges, armes Volk zu befördern haben, ungünstiger gestellt sein, als solche, deren Passagiere der Mehrzahl nach aus wohlhabenden Gegenden stammen und an grössere Reinlichkeit gewöhnt sind. In dieser Richtung sind für die Deutschen Linien nach New-York namentlich die Auswanderer aus den östlichen Gegenden Deutschlands und den Slavischen Ländern bedenklich, umsomehr als sie sehr häufig Infektionskrankheiten mit sich bringen, für die Englischen Linien die Irischen Auswanderer. (Jahresbericht der Deutschen Gesellschaft der Stadt New-York für 1866 S. 15.)

Die obige Zusammenstellung über die Todesfälle während der Reise unter den in New-York gelandeten Auswanderern ist für die Jahre 1865—1873 nach den »Jahres-Berichten der Deutschen Gesellschaft der Stadt New-York« angefertigt, deren Zahlen mit denen der »Annual Reports of the Commissioners of Emigration of the state of New-York« vollkommen übereinstimmen. Aus diesen letzteren stammen die Zahlen über das Jahr 1849, bedauerlicher Weise dem einzigen, über welches — neben den 9 Jahren von 1865—73 — derartige Berichte vorliegen. Die Zahlen für die Jahre 1874 bis 1879 sind *Turner* (l. c. p. 7) entnommen, der eine Zusammenstellung vom Jahre 1870 beginnend giebt. Seine Angaben stimmen indessen nicht mit den officiellen der Reports überein, wenigstens für die Jahre 1870—1873, für welche ja nur ein Vergleich möglich ist. Er zählt nemlich im Jahre 1870: 212,170 Einwanderer mit 450 Todesfällen, 1871: 229,639 mit 524, 1872: 294,581 mit 597, 1873: 266,818 mit 567; also in jedem Jahre sehr viel mehr Todesfälle als die obigen Quellen angeben. Vielleicht hat er die Todesfälle im Lazareth nach der Ankunft mitgezählt.

Bei der pro mille Berechnung habe ich, den Berichten der Deutschen Gesellschaft folgend, die Kajüten-Passagiere nicht mit in Rechnung gezogen, da unter diesen nur eine verschwindende Zahl von Todesfällen vorkommt, während *Senftleben* (Ueber Sterblichkeit u. s. w. l. c. S. 308) dieselben mit einschliesst, woraus sich die Differenz zwischen seinen und meinen Zahlen erklärt. Bei Berechnung der jährlichen Mortalität pro mille habe ich mich ganz diesem letzteren Autor angeschlossen und wie er die durchschnittliche Dauer der Dampfschiffreisen zu einem halben Monate, die der Segelschiffreisen zu 6 Wochen angenommen, wesshalb im ersteren Falle mit 24, im zweiten Falle mit 8,66 multiplicirt wurde. Der Gleichmässigkeit halber habe ich auch die *Turner*'schen Zahlen vom Jahre 1874 an mit 24 multiplicirt, obgleich er angiebt, dass die durchschnittliche Reisedauer 13½ Tag betragen habe, wesshalb eigentlich mit 27 hätte multiplicirt werden müssen. Auch habe ich die Passagiere dieser Jahre sämmtlich als Dampfschiffsreisende berechnet, die des Jahres 1849 dagegen sämmtlich als Segelschiffsreisende, obgleich das nicht ganz der Wirklichkeit entsprechen dürfte. (Die Cunard-Line von Liverpool nach New-York wurde 1840 eröffnet.) Für die Stettiner Schiffe ist die jährliche Mortalität garnicht berechnet worden, da die Zahl der Passagiere sehr klein und die durchschnittliche Reisedauer schwer zu bestimmen ist. — Ausführliches in den oben erwähnten »Berichten« und »Reports« und bei *Senftleben* l. c.

Die in den Anmerkungen unter Tabelle 7 mitgetheilten Zahlen über die Todesfälle unter den Erwachsenen und Kindern lassen leider nicht erkennen, mit welchem Lebensjahre die Gränze zwischen beiden Gruppen gezogen ist. Die statistische Feststellung der Kindersterblichkeit auf den Schiffen wird ferner dadurch sehr erschwert, dass mit Rücksicht auf den Passagepreis in die Gruppe der Säuglinge manche ältere Kinder hineingeschmuggelt werden, die von Rechtswegen nicht dorthin gehörten. Uebrigens lässt die Tabelle 6 — selbst unter weiter Berücksichtigung dieser Fehlerquelle — deutlich erkennen, dass vorwiegend junge Ehepaare mit kleinen Kindern auswandern, wie dies namentlich aus der geringen Höhe der Altersklasse von 10 bis 15 Jahren erhellt.

Ueber die Todesursachen unter den Auswanderern fehlen leider — abgesehen von den nicht zu verheimlichenden gehäuften Todesfällen an Infektionskrankheiten — alle Angaben. Wenn die verschiedenen grossen Dampfschiffskompagnien sich entschliessen könnten, ihr reiches Material über diesen Gegenstand nach den Journalen der Schiffsärzte unter genauer Angabe über das Alter der Verstorbenen zu publiciren, würden wichtige Aufschlüsse zu erwarten sein, namentlich darüber, welche und wie viele von den Todesfällen als vermeidbar anzusehen seien, und auf welchem Wege denselben vorgebeugt werden könne.

I. Das Schiff als Wohnung.

Die Wohnräume der Menschen auf einem Schiffe nehmen selbst auf den grossen Passagierdampfern nur den kleineren Theil des Gesammtraumes ein. Diesen erfüllen vielmehr neben Proviant und Schiffsgeräthen die Fracht, eventuell auch der Ballast, welche im Verein mit dem Körper des Schiffes selbst und dem im Grunde desselben angesammelten Bilschwasser den Boden bilden, über welchem der Mensch auf See lebt: und zwar einen recht ungesunden. Denn er ist feucht, reich an organischen Zersetzungsprodukten und dadurch zur Entwickelung von Infektionskeimen sehr geeignet. Diese Schädlichkeiten zu beschränken ist die erste Pflicht der Gesundheitspflege.

Ueber diesem «Wohnungsuntergrunde» liegen das Logis, die Kajüten und das Zwischendeck: die Wohnräume der Menschen, nothgedrungen unendlich viel enger, als wir es auf dem Lande gewöhnt sind und in ihren Einrichtungen durch die Forderungen für die Sicherheit des Schiffes vielfach beschränkt. Daher ist es eine zweite Aufgabe, diese Enge möglichst zu mildern.

Unter den erwähnten Beschränkungen ist die in Bezug auf den Zutritt von Luft eine der wichtigsten. Dem durch eine gute Ventilation abzuhelfen, ist eine fernere Sorge.

Daran reiht sich als vierte Aufgabe, durch strenge Reinlichkeit und Bekämpfung der Nässe die Wohnung in einem gesundheitsgemässen Zustande zu erhalten.

Der Besprechung dieser vier wichtigsten Anforderungen an das Schiff als Wohnung gelten die vier folgenden Abschnitte. Daran schliesst sich ein Vergleich der verschiedenen Schiffsarten in Bezug auf die hygienischen Vortheile und Nachtheile, welche jede einzelne derselben für den Aufenthalt der Menschen am Bord des Schiffes bietet.

1.

Der Schiffskörper selbst. Der Körper eines Holzschiffes besteht fast ganz aus organischer Substanz, deren Zersetzung durch die umgebende Feuchtigkeit in hohem Grade befördert wird. Unter dieser Zersetzung aber leidet nicht nur die Reinheit der Schiffsluft, sondern in noch viel erheblicherem Maasse die Dauerhaftigkeit des Holzwerkes, weshalb die Schiffsbauer an dieser Frage fast noch mehr betheiligt sind als die Aerzte. Aus diesem Grunde kann an dieser Stelle auch nur kurz auf die einschlägigen Punkte eingegangen werden, und zwar um so eher als die nautischen Interessen für ein dauerhaftes Schiff mit den hygienischen Anforderungen fast durchaus zusammenfallen.

Unter den verschiedenen Formen der Verderbniss des Holzes kommt für die Schiffe vornehmlich die Trockenfäule (dry-rot der Engländer) in Betracht. Dieselbe ist ansteckend und entwickelt sich vornehmlich an den Stellen wechselnder Feuchtigkeit, während ganz nasses und ganz trockenes Holz davon frei bleibt. Desshalb werden die Theile in der Nachbarschaft der Wasserlinie am ersten ergriffen. Ebenso wird weiches und saftreiches Holz leichter befallen als hartes und trockenes; auch tritt die Fäulniss um so leichter ein, je mehr stickstoffhaltige Substanz noch im Holze vorhanden ist. Desshalb kommt ausserordentlich viel auf die Auswahl des Bauholzes an; auf die Baumart, das Alter und den Standort der Bäume und die Jahreszeit, in der sie geschlagen wurden, auf die verwendeten Theile des Holzes (Splint- oder Kernholz) und vor allem auf die nachfolgende Behandlung desselben, wobei abgesehen von Kupferbeschlag, Theer- und Farbenanstrich, die verschiedenartigsten Konservirungsmethoden zur Anwendung kommen, deren Aufzählung und Beschreibung hier indessen zu weit führen würde. (Näheres darüber bei *Fonssagrives* l. c. pag. 1—18; *Brix* M. V.-Bl. 1874 Beiheft 7; *Turner* l. c. pag, 25—27.) Dagegen kann an dieser Stelle garnicht genug hervorgehoben werden, wie viel für die Gesundheitspflege auf Schiffen an der auch von den Schiffbauern angestrebten Trockenheit des Holzes gelegen sei, da ein alter Erfahrungssatz lehrt, dass ein nasses Schiff auch ein ungesundes Schiff sei. Um ein trockenes Schiff zu erzielen, genügt es aber nicht, nur trockenes Holz zum Bau zu verwenden, sondern dasselbe muss auch während des Baues trocken gehalten werden, da Schiffe, welche in nassen, regenreichen Jahren erbaut sind und von Regenwasser durchtränkt in das Wasser kommen, nie ordentlich trocknen und rascher verderben als andere. Desshalb pflegt man namentlich auf Kriegswerften die Helgen zu überdachen und auf einen langsamen Bau Gewicht zu legen, damit jedes Stück völlig austrocknen könne, ehe es durch die Beplankung daran gehindert wird.

In demselben Sinne muss, nachdem das Schiff in das Wasser gebracht worden und zwar während der ganzen Lebensdauer desselben, für Trockenheit gesorgt werden in Verbindung mit reichlichster Zufuhr von frischer Luft. Zu dem Ende ist neben möglichster Dichtigkeit des Schiffes namentlich für eine ausgiebige Ventilation der Räume zwischen den Rippen und der äusseren und inneren Beplankung zu sorgen, eine Aufgabe, welche in den Kriegsmarinen zu den komplicirtesten Einrichtungen verschiedener Art geführt hat. In der Handelsmarine wird das gleiche erstrebt durch die Füllungen, welche Lücken in der inneren Beplankung darstellen und ferner durch Oeffnungen im Schandeckel, welche direkt in den Innenraum der doppelten Schiffswand hineinführen. Hat ein Schiff im Hafen entlöscht, dann müssen nach allgemeiner Regel alle Luken und Füllungen geöffnet und mittelst möglichst vieler eingehängter Windsäcke während mehrerer Tage frische Luft durch alle Theile des Baues getrieben werden. Da dabei die vorderen und hinteren Schiffstheile, welche am entferntesten von den Luken liegen und an denen die Rippen besonders dicht stehen, am wenigsten an der Luftcirkulation theilnehmen können, pflegen diese am frühesten zu verderben. — Während der Fahrt selbst kann auf Handelsschiffen für diese Zwecke weniger geschehen, da dann der ganze Innenraum wegen der Ladung unzugänglich ist; doch lassen sich wenigstens Vorkehrungen treffen, dass die Oeffnungen im Schandeckel ausser an ganz rauhen Tagen nicht geschlossen zu werden brauchen. Zu dem Zwecke setzt man auf dieselben Röhren, welche in einiger Höhe so umbiegen, dass Sturzseen nicht direkt in dieselben hineinschlagen können. Schlimmsten Falles verschliesst man die nach unten gekehrten Oeffnungen mit einem Stöpsel, welcher beständig an einer Kette daran hängt.

In direktem Widerspruche mit diesen Anforderungen steht eine Methode die Schiffe zu konserviren, welche in der Handelsmarine recht häufig zur Anwendung kommt, das Salzen der Schiffe. Bei derselben werden viele Sack Seesalz oder Steinsalz zwischen die Planken gebracht und gilt es für besonders vortheilhaft, dieses Salz auch noch nass zu halten, zu welchem Zwecke einzelne Schiffsbauer den Kapitänen Handspritzen — in der Art grosser Klystirspritzen — mitgeben, mit denen sie von Zeit zu Zeit in die Füllungen hineinspritzen müssen, damit das Salz schmelze und sich in alle Theile des

Holzwerkes verbreite. Kehrt das Schiff von einer längeren Reise zurück, dann wird von sorgfältigen Schiffsbauern wieder neues Salz zwischen die Schiffswandungen gebracht, doch nicht ohne auch hierbei in der oben angegebenen Weise für möglichste Luftzufuhr zu sorgen.

Welchen Werth diese Methode für die Konservirung des Holzes habe, und ob sie bei der Bauart der Handelsschiffe leicht durch andere, trockene Methoden ersetzt werden könne, kann ärztlicher Seits nicht untersucht werden; jedenfalls ist dieselbe aber als eine für die Gesundheitspflege nachtheilige zu erklären, da sie offenbar dazu führt, das Schiff beständig nass zu erhalten.

Für die Praxis verlieren indessen alle diese Fragen von Jahr zu Jahr an Bedeutung, da die Zahl der Neubauten von Holzschiffen mit reissender Geschwindigkeit abnimmt, und an deren Stelle eiserne Schiffe treten. Auf diesen sind alle Verhältnisse viel günstiger, da die Hauptmasse des Baues aus nicht fäulnissfähigem Metalle besteht, die doppelte Schiffswand fehlt und ein Durchsickern von Wasser fast ganz wegfällt. Doch mangelt es auch auf diesen Schiffen nicht an vielfachen Holztheilen und namentlich nicht an Feuchtigkeit, weshalb die Innenluft des Lastraumes auch hier leicht etwas von dem Charakter einer dumpfen, feuchten Kellerluft annimmt. Oft wird sogar auf eisernen Schiffen noch mehr über den »Dunst« geklagt als auf hölzernen. Derselbe stammt aus der Ladung oder von der Feuchtigkeit der warmen Seeluft, welche sich in kalten Nächten in wässriger Form an der Innenfläche der abgekühlten eisernen Schiffswand niederschlägt und nicht in demselben Maasse am Tage wieder verdampft, wenn nicht für ausgiebige Ventilation gesorgt wird.

Das Bilschwasser besteht auf Holzschiffen vornehmlich aus von aussen durchgesickertem Wasser, also je nach dem Aufenthaltsorte des Schiffes aus Seewasser, Süsswasser oder Brackwasser, einschliesslich etwa vorhandener organischer Verunreinigungen desselben z. B. in Häfen. Dasselbe wechselt um so rascher, je mehr davon zufliesst und je häufiger um deswillen gepumpt werden muss, weshalb es auf dichten Schiffen viel länger stagnirt und leichter übelriechend wird, als wenn ein Leck vorhanden ist. Solche Lecke, welche auf Holzschiffen nie völlig fehlen, sollen auf eisernen Schiffen gar nicht vorkommen. Daher können die Letzteren bei einiger Sorgfalt fast ganz frei von Bilschwasser gehalten werden, wenigstens die Segelschiffe und die vorderen Abschnitte der Dampfschiffe, während zu den hinteren »Compartments« der letzteren erhebliche, regelmässige Zuflüsse stattfinden aus dem zum Kühlen der Wellenlager zugeleiteten und dem bei der Schraubenbüchse eindringenden Seewasser.

Zu diesen normalen Bestandtheilen des Bilschwassers kommt auf eisernen wie hölzernen Schiffen eine grosse Reihe sehr wechselnder, anderweitiger Zuthaten, welche nie völlig abzuhalten sind. Regen- und Spülwasser oder Theile von Sturzseen, welche in die tieferen, unterhalb der Wasserlinie gelegenen Räume des Schiffes gerathen sind und nicht mehr nach aussen durch Speigatten abfliessen können, das aus den Kesseln der Maschine abgelassene, oder aus einem etwa vorhandenen Eiskeller abfliessende Wasser, oder die an der Innenwand namentlich eiserner Schiffe sich niederschlagende Feuchtigkeit, welche zum Kielraume zusammenrinnt; auf Dampfschiffen Kohlen- und Aschenstaub und vor allem Maschinenfette; ferner auf allen Schiffen die verschiedensten festen und flüssigen Bestandtheile der Ladung und des Proviantes: Viehkoth und -Urin aus dem nicht gedichteten Zwischendeck, Leckage aus Wein-, Oel-, Leberthran- und Heringsfässern, Salzlake von Pökelfleisch, Korn und Reis aus geplatzten Säcken, Zucker u. s. w., u. s. w., todte Ratten und Kakerlaken (Blatta) oder aller Art Unrath der von Passagieren und Mannschaften (auf Kriegsschiffen) zu den Füllungen hineingesteckt oder hineingegossen ist und seinen Weg zum Kielraume gefunden hat.

Natürlich setzen sich diese Verunreinigungen des Kielraumes auf Holzschiffen auch bis zu einiger Höhe in dem Innenraume der doppelten Schiffswand fort, zumal wenn das Schiff stark rollt und noch mehr, wenn dasselbe beim Segeln am Winde längere Zeit stark auf eine Seite geneigt liegt. Ausserdem können sich auch an entfernteren Stellen des Schiffes und mehr oder minder unabhängig vom Bilschwasser kleine, lokale Flüssigkeits-Ansammlungen oder Fäulnissheerde bilden, welche zu ernster Luftverderbniss führen. Dazu können zwischen den Schiffsrippen eingeschobene Bautheile, z. B. Kanonenluken, oder mehr zufällige Unterbrechungen der Kommunikation in der Schiffswand Anlass geben; erlaubte und unerlaubte Zuflüsse zum Bilschwasser können an wenig beachteter Stelle sich verstopfen; entsprechend einem unbedeutenden, nicht bemerkten Lecke kann sich in der Ladung selbst eine kleine Pfütze bilden, oder es sterben Ratten in grösserer Zahl an nicht erreichbarer Stelle (z. B. auf der »Vineta« in Havanna, St. S.-B. 1873, I. Semester, S. 11), Vorkommnisse, welchen mit Recht in der Schiffshygiene eine von Jahr zu Jahr steigende Aufmerksamkeit zugewendet wird.

Die zu den Desinfektionsversuchen der Reichs-Cholera-Kommission verwendeten Bilschproben (M. V.-Bl. 1877, Beiheft 18, S. 64) hatten im Allgemeinen übereinstimmend die folgende Beschaffenheit: «Die dicke, trübe, theils schwarz, theils grünlichgrau aussehende Flüssigkeit, auf deren Oberfläche Fett- und Kohlenstaubtheile schwammen, roch stark theils nach Schwefelwasserstoff, theils süsslich-faulig, brechenerregend nach Fettsäuren. Schwefelwasserstoff war meist deutlich chemisch nachweisbar; lebende niedrigste Organismen waren darin reichlich vorhanden. Das Bestreben zur Bodensatzbildung war in diesem gleichmässig trüben Wasser sehr träge, erst nach länger als 24stündigem Stehen bildete sich ein grau-schwärzlicher Bodensatz, ohne dass die darüber sich abscheidende Flüssigkeit klar wurde. Der Schwefelwasserstoffgeruch trat bei einigen Proben, welche anfangs geruchlos waren, stets nach 1 bis 2 Tagen ein. Nach 8tägigem Stehen der Proben war unter Zunahme des Schwefelwasserstoffgeruches eine Zunahme des Bodensatzes in Höhe und Dichtigkeit bemerkbar, welcher hauptsächlich aus Schwefeleisen bestand. Die darüber stehende Flüssigkeit blieb dabei fortdauernd trübe mit einem Stich in das Schwärzliche.» (Einige nähere Analysen bei *Parkes* l. c. p. 688 Anmerkung; *Turner* l. c. p. 28.)

Welche Gerüche solch' einer Pfütze entströmen, zumal bei erhöhter Wärme oder wenn die Flüssigkeit durch die Rollbewegungen des Schiffes stärker aufgewühlt wird, kann man sich leicht vorstellen; indessen fehlt es bis dahin an genaueren Angaben über den Verlauf der chemischen Hergänge und über die verschiedenen, namentlich flüchtigen Produkte, welche dabei entstehen und vom Kielraume aus in das Innere des Schiffes dringen können. Mannigfaltig und wechselnd genug werden dieselben sein je nach den zufälligen Beimischungen, auch anders auf Holz- als auf Eisenschiffen, und auf Dampfschiffen nicht so wie auf Segelschiffen. Doch wird ein Produkt dieser Fäulniss überall und vorwiegend genannt, der Schwefelwasserstoff, welcher sich sogar auch bei ganz reinem Kielraume zeigt. Offenbar handelt es sich bei dieser Erscheinung um dieselben Processe, wie bei der später zu besprechenden Fäulniss des Trinkwassers in Holzfässern, um eine Zerlegung der schwefelsauren Salze des Wassers durch die Zersetzung der organischen Substanzen des Holzes; nur dass hier der grössere Reichthum des Seewassers an diesen Salzen zu einer viel stärkeren Entwickelung des Gases führt. Bleiben vom Bau her viele Holzsplitter und Sägespähne im Kielraume liegen, so genügt das schon, um jene Veränderung des Wassers rascher und lebhafter eintreten zu lassen, weshalb auf den Werften für deren Entfernung gesorgt werden muss. Noch in ungleich höherem Maasse aber gehen diese chemischen Vorgänge vor sich, wenn organische Substanzen welche sich leichter zersetzen als Eichenholz, in grossen Mengen und verhältnissmässig feiner Vertheilung, wie Korn, Reis, Mais u. s. w. in den Kielraum gerathen. Dann kann das ganze Schiff verpestet werden von Schwefelwasserstoff-Ausströmungen, denen die Mannschaft sich kaum zu entziehen weiss; selbst auf Deck läuft dann blankes Metall an und schwärzen sich die Deckhäuser oder sonstigen Theile des Schiffes, welche mit Bleifarben weiss angestrichen sind.

Ueber vorgekommene Gesundheitsschädigungen durch die Einathmung dieses Gases habe ich wunderbarer Weise exakte Angaben nirgends erhalten können, obgleich die Klagen und Schilderungen über die Entwickelung desselben auf einzelnen Schiffen so häufig und so drastisch sind, dass man kaum es verstehen kann, wie dabei akute und chronische Vergiftungen ausbleiben sollten. Vielleicht erklärt es sich daraus, dass jene intensiven Schwefelwasserstoff-Ausströmungen nur auf Frachtschiffen vorkommen, auf denen es an ausreichend sachkundigen Beobachtern fehlt und dass manche stattgehabte Vergiftung in den Berichten als »Typhus«, »Fieber« oder unter einem sonstigen Krankheitsnamen verzeichnet steht.

An dieser Stelle mögen auch einige Nachrichten Platz finden über Schwefelwasserstoff-Vergiftungen auf Schiffen, welche allerdings mit dem Bilschwasser nichts zu thun haben. (Vergleiche auch *Macdonald* l. c. p. 245.)

Bisweilen werden die leeren Trinkwasserfässer als Ballast mit Seewasser gefüllt, wobei dann bei längerer Aufbewahrung eine so starke Schwefelwasserstoff-Entwicklung Statt finden kann, dass beim Oeffnen der Fässer grosse Vorsicht geboten ist. (*Hornemann* l. c. p. 5.) Einen tödtlich verlaufenen Fall der Art erzählt *Fonssagrives* (l. c. p. 39) nach *Duhamel de Monceau*. Im Hafen von Rochefort auf dem Schiff »le Chameau« fiel ein Matrose beim Aufspunden eines mit Seewasser gefüllten Fasses todt nieder. Sechs seiner Kameraden, welche sich in der Nähe befanden, verfielen in heftige Konvulsionen und verloren das Bewusstsein. Der zur Hülfe herbeigeeilte Arzt ward von denselben Zufällen befallen. —

Ueber eine ganz andere Vergiftungsgelegenheit berichtet *Böhm* nach *Daniel* (*v. Ziemssen* Handbuch der speciellen Pathologie und Therapie, Bd. XV S. 191). Er erzählt, »dass sich an den Meeresküsten von Afrika, da wo grössere Ströme ins Meer einmünden, enorme Mengen von Schwefelwasserstoffgas entwickeln in Folge einer Zersetzung der Sulfate des Meereswassers durch die grossen Mengen vegetabilischer Zersetzungsstoffe, die die Flüsse in das Meer führen und unter den Schiffsmannschaften häufig zahlreiche Vergiftungen erzeugen.«

An genauen Berichten über etwaige andere schädliche Bilschgase fehlt es gänzlich. Manchmal werden Ammoniak und dessen Verbindungen erwähnt; Schwefelammonium, Kohlenwasserstoffe, Kohlenoxyd werden muthmasslich nicht selten vorhanden sein; vielleicht steht das später zu erwähnende, gelegentliche Vorkommen von Kohlensäure in grossen Mengen in den tieferen Räumen der Schiffe in einzelnen Fällen gleichfalls mit Vorgängen im Bilschwasser in Verbindung.

Ausser der Ausströmung schädlicher Gase wird dem Bilschwasser namentlich auch zum Vorwurfe gemacht, dass es die Feuchtigkeit in dem Schiffe erhöhe, und dass es den Keimen mancher Infektionskrankheiten, namentlich des Typhus und des Gelbfiebers, zum besonders günstigen Nährboden diene.

Bezüglich der Feuchtigkeit wird indessen manchmal Ursache und Wirkung verwechselt, indem man vergisst, dass eine grössere Ansammlung von Wasser im Kielraume recht häufig als Folge nicht als Ursache allgemeiner Feuchtigkeit des Schiffes angesehen werden müsse, in welchem Falle durch das übrigens ja gegebene Mittel des Pumpens in Bezug auf diesen Punkt natürlich auch wenig geändert wird.

Ebenso geht man in der Frage der Beziehungen der Infektionskrankheiten zum Bilschwasser oft viel zu weit. In Verfolg eines allerdings sehr nahe liegenden Gedankenganges ist man sehr geneigt, überall da, wo Infektionskrankheiten in sichtlichem Zusammenhange mit einer bestimmten Oertlichkeit auftreten, die schmutzigsten Plätze dieser Oertlichkeit als Brutstätten der Krankheitserreger anzusehen, auf dem Lande Abtritte, Schwindgruben, Misthaufen, auf den Schiffen das Bilschwasser, ohne dass bindende Beweise dagegen beständen, dass der gefährliche Heerd nicht auch an einer ganz anderen Stelle gelegen sein könne. Sprechen doch Thatsachen genug dafür, dass wenigstens manchmal das letztere der Fall sein müsse. Noch nie ist behauptet worden, dass eiserne Segelschiffe, welche ganz frei von Bilschwasser sind, immun gegen Gelbfieber seien, und es fehlt nicht an sehr zahlreichen Beispielen von heftigen Gelbfieberausbrüchen auf Schiffen, welche ausschliesslich auf bestimmte Theile desselben, das Logis allein oder nur auf die Kajüten beschränkt waren, was doch kaum verständlich wäre, wenn die Ursache zu der Krankheit nicht in jenen Theilen selbst, sondern nur in dem Bilschwasser gesucht werden dürfte.

Damit soll der Werth einer sorgfältigen Reinhaltung des Kielraumes als Vorbeugungsmaassregel gegen Infektionskrankheiten gewiss nicht vermindert werden, wird doch Reinlichkeit bis zum Aeussersten alle Zeit eine der ersten Forderungen der Gesundheitspflege gegenüber jeder Seuchengefahr bleiben. Auch soll nicht bestritten werden, dass im einzelnen Falle nicht auch im Bilschwasser der Ausgangspunkt einer Schiffs-Epidemie liegen könne; ich möchte nur den Glauben bekämpfen, dass alle Gefahr allein von dort ausgehe und jenen in den marine-ärztlichen Berichten so oft wiederkehrenden Enttäuschungen vorbeugen, dass trotz sorgfältigster Reinhaltung des Kielraumes Gelbfieber oder Typhus auf einem Schiffe ausgebrochen sei.

Allen Abhülfsmitteln gegen die verschiedenen vom Bilschwasser ausgehenden Schädlichkeiten muss natürlich die Fernhaltung jedes unerlaubten Zuflusses zum Kielraume vorangehen. Dazu ist, abgesehen von der Beachtung jedes Leckes und von jeder sonst selbstverständlichen Aufsicht, vornehmlich für eine ausreichende Abtrennung der Ladung von dem Bilschwasser zu sorgen, wie sie auch von den Schiffern und Assekuradeuren gefordert wird, da in den Kielraum gelangte Ladungstheile die Pumpen verstopfen und damit die Sicherheit des Schiffes gefährden können, und anderntheils das Wasser die Waaren leicht beschädigt. Um dem vorzubeugen, wird der Schiffsboden mit einer »Garnirung« von Matten, Brettern oder Steinen versehen, ehe die Ladung eingenommen wird, worauf man namentlich bei Kornladungen grosses Gewicht legt. In England sind dafür neuerdings sogar gesetzliche Vorschriften erlassen. Uebrigens sind durch disciplinarische Bestimmungen, welche sich aus dem oben Gesagten leicht ergeben, die fahrlässigen und muthwilligen Verunreinigungen des Kielraumes nach Kräften zu bekämpfen.

Daran schliessen sich die verschiedenartigen Behandlungen des Kielraumes und des Bilschwassers selbst, deren nächstes Ziel das sein muss, nicht allein jeden Geruch sofort wieder zu unterdrücken, sondern womöglich garnicht aufkommen zu lassen. Unter diesen sind häufige Spülungen das gebräuchlichste Mittel, auf Grund der oben mitgetheilten Erfahrungen von lecken Schiffen. Dabei wird nach möglichstem Leerpumpen des Kielraumes frisches Wasser durch die Pumpen wieder eingegossen oder anderweitig — durch eigene für diesen Zweck bestimmte Hähne, auf der französischen Marine, *Fonssagrives* l. c. p. 70 — eingelassen und dann wieder gepumpt, und diese Procedur so lange und so oft wiederholt, als sich noch ein Geruch bemerken lässt oder sich wieder einstellt. Dabei muss durch gleichzeitiges Hin- und Herziehen der Kette oder des Taues, welche durch den Wassergang im Kielraume geführt sind, für eine möglichst gleichmässige Durchspülung aller Theile gesorgt werden. Das ausgepumpte Wasser muss an der Leeseite über Bord gelassen und womöglich mit einem Schlauche bis unter die Wasseroberfläche geführt werden.

Neben den Spülungen werden namentlich in der Kriegsmarine mit steigendem Nachdrucke mechanische Reinigungen mit Trockenlegung empfohlen. Zu dem Zwecke wird das

Lenzwasser (der mit den Pumpen nicht mehr zu entfernende Theil des Bilschwassers) ausgeschöpft, der Rest mit Schwabbern (aufgefasertem Tauwerk) aufgetrocknet und dann der Boden mit eisernen Schrapern abgekratzt, worauf eventuell noch Desinfektionen oder Verseifungen der zurückgebliebenen Maschinenfette mittelst Sodalauge folgen, eine Procedur, welche 4 bis 5 Tage erfordert. (St. S.-B., 1876—77, S. 42.)

Einer allgemeinen Durchführung dieser Methode stehen indessen neben dem grossen Zeit- und Arbeitsaufwande noch manche andere Hindernisse entgegen. Der Kielraum muss dazu vollkommen zugängig sein, was bei den meisten Kauffahrteischiffen nur nach völligem Entlöschen der Fall ist, weshalb für diese das Verfahren nur im Hafen zur Anwendung kommen kann. Auf Kriegsschiffen pflegt das anders zu sein; doch können auch hier die schmutzigsten Theile des Kielraumes, unter der Maschine und unter dem Wellengange, nicht erreicht werden, wenn das Schiff unter Dampf ist. Ebenso hindert bewegte See diese Reinigungen, weshalb dieselben mit Spülungen und Desinfektionen abwechseln müssen. Manche Holzschiffe sind überdies garnicht trocken zu halten, weil sie nicht dicht genug sind, und sind ausserdem die auf solchen Schiffen in der Kriegsmarine gemachten Erfahrungen nicht gut auf hölzerne Handelsschiffe übertragbar, da bei jenen im Bereiche des Kielraumes die Rippen so hart aneinander zu stehen pflegen, dass das Bilschwasser sich thatsächlich *auf* den Rippen, beiderseits vom Kielschweine ansammelt, wo mechanische Reinigungen verhältnissmässig leicht ausführbar sind, während bei diesen das Bilschwasser in getrennten, engen, schwer zugänglichen Fächern *zwischen* den Rippen und *unter* dem Kielschweine steht, von wo mechanisch höchstens die ganz groben Schlamm- und Unrathanhäufungen entfernt werden können, wie das auch auf den Kriegsschiffen geschieht, wenn solche Massen bei starkem Schlengern des Schiffes aus dem Bilschwasser in die untersten Theile der Füllungen gerathen sind.

Nach manchen Analogien, z. B. mit der oben (S. 15) erwähnten Trockenfäule des Schiffsholzes, dürfte es sogar fraglich sein, ob jene Auftrocknungen auf Holzschiffen ganz rationell seien. Das Holz wird trotz derselben ja immer feucht bleiben, und in diesem Zustande vielleicht gefährlicher sein, als wenn es ganz unter Wasser bleibt.

Dagegen wäre es allerdings sehr zu wünschen, dass beim Docken der Schiffe jedes Mal eine solche gründliche Reinigung und Auftrocknung vorgenommen würde.

Mit diesen Spülungen, Auftrocknungen und mechanischen

Reinigungen müssen in der Regel Desinfektionen verbunden werden, während von den letzteren allein wenigstens ohne unverhältnissmässige Kosten ein dauernder Erfolg nicht zu erwarten steht. Die angewandten Mittel müssen die Gerüche nach Schwefelwasserstoff und Fettsäuren nachhaltig tilgen und organisches Leben stören können, sie dürfen das Leder und das Metall der Pumpen nicht angreifen und keinen Niederschlag verursachen, der die Pumpen verstopfen kann. Als allen diesen Anforderungen entsprechend ist in der letzten Zeit am meisten das Chlorzink und zwar schon in einem Verhältnisse von 0,2 % empfohlen und angewandt worden. Um eine vollkommene Mischung mit dem Bilschwasser zu erreichen soll es wo möglich bei höherem Seegange eingegossen werden und zwar nach dem Lenzpumpen und in starker Verdünnung, worauf der Kielraum dann, wenn es angeht, erst nach 24 Stunden wieder ausgepumpt werden darf. Zur Erzielung der richtigen Mischung muss der Kubikinhalt des Kielraumes bei verschiedenem Wasserstande und nach dem Lenzpumpen ein für alle Mal für jedes Schiff festgestellt werden, was durch Messen des ausgepumpten Wassers ausreichend genau und sehr leicht zu bewerkstelligen ist. Das vorgeschriebene Verhältniss von 0,2 % wird dann leicht erreicht, wenn man auf 1 Kubikmeter Wassergehalt im Kielraum mindestens 2 Kilogramm Chlorzink in Lösung einschüttet. Als noch wirksamer, aber wieder nur nach den Auftrocknungen und daher fast nur auf Kriegsschiffen anwendbar, wird das Abwaschen und Abreiben mit koncentrirten Mischungen der Desinfektionsmittel empfohlen.

Neuerdings ist leider der Werth des Chlorzinks als Desinfektionsmittel wieder in hohem Grade zweifelhaft geworden (*Koch* über Desinfektion in den Mittheilungen aus dem Kaiserlichen Gesundheitsamte, 1. Bd., Berlin 1881, S. 261); doch ist nicht zu vergessen, dass glücklicher Weise die Fälle, in welchen es sich um Vernichtung von Krankheitskeimen handelt, verhältnissmässig selten sind und dass das Mittel gegenüber einfachen Fäulnissgerüchen und den chemischen Ausströmungen des Bilschwassers seinen Werth behält. Für eine wirksamere Desinfektion im eigentlichen Sinne des Wortes, d. h. für eine völlige Vernichtung aller organisirten Krankheitserreger, empfiehlt *Koch* (l. c. pag. 269–276) statt dessen Sublimat in 1 ‰ Lösung, eventuell schwefelsaures Quecksilberoxyd, wobei er für einmalige Desinfektion des Kielraumes ½ Kilo für nothwendig erklärt, was bei Sublimat 3 ℳ., bei schwefelsaurem Quecksilberoxyd 2 ℳ. 80 ₰ kosten würde, während zu dem gleichen Erfolge 25 Kilo Karbolsäure im ungefähren Preise von 30 ℳ. nothwendig wären. Auch sucht er etwaige Befürchtungen vor Quecksilbervergiftungen unter den Mannschaften zu zerstreuen (l. c. p. 278). Indessen dürften die entstehenden Niederschläge und die Beschädigungen des Pumpenmetalles gegen die Einführung dieses Mittels sprechen, ganz abgesehen davon, dass nach unseren obigen Ausführungen eine wirksame Desinfektion des Kielraumes noch keine Sicherstellung des Schiffes gegen Infektionskrankheiten zur Folge hat. Um das zu erreichen, müsste man das ganze Schiff desinficiren, wozu Quecksilber denn doch wohl in zu grosser, für die Mannschaften nicht gleichgültiger Menge angewendet werden müsste.

Das Chlorzink wird am besten trocken mitgenommen in Büchsen zu 1 Kilogramm; häufig aber auch als Burnett'sche Lösung (Zincum chloratum 1, Aqua destillata 2) verwendet.

An sonstigen Desinfektionsmitteln sind namentlich Eisenvitriol, Karbolsäure und Kalkhydrat vielfach versucht worden, doch ohne einen dem Chlorzink gleichkommenden Erfolg (vgl. Des désinfectants appliqués à l'assainissement de la cale des navires. Annales d'hygiene publique II. Serie, Tome XXV, p. 215; Instruktion für die Kommandanten u. s. w., l. c. Beilage N. S. 367; Resultate der Desinfektionsversuche des Bilgewassers mit Karbolsäure auf den im vergangenen Jahre in Dienst gewesenen Schiffen, M. V.-Bl. 1875, Beiheft 13, S. 6 — ungünstig ausgefallen; Ueber Desinfektion an Bord und zwar der Luft mit Schwefeldämpfen und des Bilgewassers mit Kalkhydrat und Chlorzink, M. V.-Bl. 1877, Beiheft 18, S. 60; *Macdonald* l. c. p. 249—250); ferner zahlreiche Stellen in den St.-S.-B.)

In der Dänischen Marine hat man auch mit Holzkohle erfolgreich desinficirt. Um dieselbe von den Pumpen fern zu halten, füllte man sie in kleine Behälter von verzinktem Eisendraht, welche zwischen den Rippen angebracht wurden (*Hornemann* l. c. pag. 15 und 16); ein Verfahren, welches sich auf die Dauer doch wohl kaum bewähren dürfte.

Schliesslich ist dafür zu sorgen, dass etwa doch ausströmende Bilschgase in einer für die Mannschaften unschädlichen Weise abgeführt werden. Dafür ist namentlich auf die früher schon genannten Ventilationen der doppelten Schiffswand, welche ja in direktem Zusammenhange mit dem Kielraume steht, zu verweisen, eine Aufgabe, welche auf den grossen hölzernen Kriegsschiffen — und ganz besonders in ihrer jetzt nicht seltenen Verwendung als Hospitalschiffe — von der höchsten Wichtigkeit ist, auf Handelsschiffen aber nur selten andere als die früher erwähnten Vorkehrungen nothwendig macht, weshalb hier von einer weiteren Besprechung abgesehen wird. Auf diesen Schiffen dagegen ist umsomehr Gewicht auf eine möglichste Abtrennung der Wohnräume von dem Schiffsinneren zu legen, wovon in einem späteren Abschnitte die Rede sein soll.

Die Ladung. Knochen, Felle, frische und gesalzene Häute, Guano, Fischdünger, Petroleum, durch Salzwasser beschädigte Kartoffeln, getrocknete Fische, Thran, Speck, feuchtes Holz, Zucker u. s. w. sind dafür bekannt, dass sie die

Schiffsluft in hohem Grade verderben, theils direkt, theils durch die oben besprochenen Berührungen mit dem Bilschwasser. Zum Schutze dagegen ist — neben der früher erwähnten Garnirung und neben dem vollständigen Abschlusse der Last von dem Logis und den Kajüten — namentlich auf eine gesonderte und ausgiebige Ventilation des Raumes Bedacht zu nehmen, wodurch am besten auch einer übergrossen Feuchtigkeit, der Bildung lokaler Fäulnissheerde, dem Insektenfrasse, der Verderbniss und bei manchen Waaren auch der Selbstentzündung derselben vorgebeugt wird. Auf Passagierschiffen dürfen solche Ladungen garnicht geführt werden.

Bei den Ventilationen der Last ist eine möglichste Luftcirkulation auch durch die Masse der Ladung anzustreben. Schon durch einfaches Ablatten der Wandungen wird auf eisernen Schiffen eine äussere, die Ladung umgebende Luftschicht gewonnen und kommen eine oder mehrere horizontale Luftschichten hinzu, wenn ein Zwischendeck oder dieses und ein Orlopdeck vorhanden sind, welche sämmtlich für die Ladung benutzt, aber nicht ganz bis unter die darüber liegenden Deckbalken angefüllt werden. Dazu wird manchmal eine durch die ganze Länge des Schiffes verlaufende, aufrecht stehende, die Ladung in zwei vollkommen gleiche seitliche Hälften theilende Luftschicht hinzugefügt. Dieselbe wird dadurch hergestellt, dass man die Raum- und Zwischendeckstützen beiderseits in bestimmten Abständen mit Latten beschlägt (doppeltes Längsschott). Dann umfassen diese Latten einen Luftraum von der Dicke der Stützen, während von aussen die Ladungstheile direkt gegen dieselben angestaut werden, und wird durch Herausnehmen der mittleren Bohle aus dem Zwischendeck dieser lufterfüllte Raum vom Kiel bis unter das Oberdeck zusammenhängend durchgeführt. Bei Reisladungen pflegt man sich neuerdings auch damit noch nicht zu begnügen; vielmehr werden hier noch beiderseits von diesem mittleren Luftraume zahlreiche Luftschachte quer durch die Ladung hindurch geführt bis an die äussere Luftschicht hinter den Latten, mit denen die Schiffswand beschlagen ist, indem man in horizontaler Richtung nach jedem fünften, in vertikaler Richtung nach jedem dritten Sacke einen sogenannten Ventilator dazwischen legt. Diese sehr einfachen Apparate bestehen aus zwei parallelen Brettern von der Länge fast der halben Schiffsbreite und von etwa einem Fuss eigener Breite, welche durch beiderseits angenagelte Lattenstücke in einer Entfernung von fast einem Fuss von einander gehalten werden. So wird die ganze Ladung von einem kommunicirenden Netze von Luftkanälen durchzogen.

Ein anderer in der Litteratur vielfach wiederholter Vorschlag des Englischen Admirals *Ryder* geht dahin, die Ladung so zu stauen, dass über dem Kiel in der ganzen Länge des Fahrzeuges ein von einem Manne zu durchkriechender, durch senkrecht von oben herabgehende Luftschächte zugänglicher Gang freibleibt, durch welchen man jeder Zeit zum Kielraum hinkommen und durch den umgekehrt die Ausdünstungen von dort leicht entweichen können.

Nur bei Ladungen bestimmter Kohlensorten, welche zu Explosion oder Selbstentzündung neigen, ist man von allen Ventilationsvorrichtungen innerhalb der Kohlenmasse zurückgekommen und empfiehlt für dieselben nur noch Oberflächenventilation (vergl. darüber M. V.-Bl. 1875 Beiheft 14 S. 62, 1877 Beiheft 19 S. 11 und 1879 Beiheft 35 S. 72).

Direkte Gesundheitsschädigungen durch die oben genannten Ladungen sind nicht bekannt, doch können solche in Ausnahmefällen durch andere Waaren herbeigeführt werden. Zu diesen gehört Quecksilber. Einen bezüglichen Fall erzählt *Eulenberg* (Gewerbehygiene Berlin 1876 S. 736). Das Kriegsschiff »Triumph« rettete im Jahre 1810 aus einem bei Cadix gescheiterten Schiffe, welches mit Quecksilber beladen war, 130 Kisten Quecksilber und brachte dieselben an Bord. Dort floss das Metall aus den verfaulten Lederbeuteln aus, und binnen drei Wochen bekamen 200 Mann Speichelfluss, Mundgeschwüre, Verdauungsstörungen und Lähmungserscheinungen; alles Vieh an Bord ging zu Grunde.

Häufiger sind chronische Vergiftungen aller Mannschaften durch Terpentin-Ladungen. Die Leute werden elend und bleich sie bekommen Verdauungsstörungen und Blutharnen.

Durch Holz, das vor der Einnahme in brakigem Wasser gelegen hat, kann Malaria in das Schiff verpflanzt werden. (Näheres über die verschiedenen Ladungen namentlich bei *Stevens:* On Stowage VII edit. London 1878.)

Der Ballast. Mit organischen Ueberresten der verschiedensten Art untermischter Schutt, halbtrockener Sand oder Erde aus den Niederungen der Flussmündungen, von Seepflanzen und Seethieren überwachsene, vielfach durchlöcherte Korallenblöcke oder Steine und andere Materialien, welche die Schiffsluft mit Feuchtigkeit und Gestank erfüllen oder gar ein Sumpfmiasma in das Schiff verpflanzen, finden oft noch — in manchen Häfen sogar nothgedrungener Weise — Verwendung als Ballast. Dagegen empfehlen sich trockene Steine mit regelmässiger Oberfläche, Eisen in regelmässigen Blöcken, alte Eisenbahnschienen u. s. w. und für besondere Fälle auch Seewasser, was natürlich besondere bauliche Einrichtungen erfordert, welche den Raumgehalt des Schiffes beschränken.

An sonstigen Luftverderbern auf Schiffen ist namentlich verdorbener Proviant zu nennen, der natürlich so rasch wie möglich über Bord zu werfen ist. Fleischfässer und Konservenbüchsen, welche der Verderbniss verdächtig sind, sollen nur auf Deck geöffnet werden, damit die dabei entweichenden pestilenzialischen Gerüche möglichst rasch wieder verwehen.

Ferner sind zu nennen nasses Segel- und Tauwerk, und die Ankerketten, welche in Häfen oft sehr viel organischen Unrath mit auf Deck bringen. Bekannt ist dies namentlich auf Schiffen, welche auf der Themse in der Nähe der Ausmündungen der Londoner Siele ankern. Dort flottirt am Grunde der Ebbe und Fluth folgend eine grosse Bank lockerer Fäcalien und anderen organischen Schmutzes, der sich an die Ankerketten hängt und mit diesen auf's Schiff kommt.

Natürlich dürfen so verunreinigte Ketten nicht in den Kettenraum gebracht werden, ohne vorher gründlich abgespült zu sein.

Aus den besprochenen Ausdünstungen des Schiffskörpers, des Bilschwassers, der Ladung, des Ballastes u. s. w., vielleicht noch vermischt mit Theergerüchen, setzt sich die charakteristische **Schiffsatmosphäre** zusammen, die jeder sofort wiedererkennt, der je ein Seeschiff betreten hat. Nur auf den neueren, sehr sauber gehaltenen grossen Passagierdampfern vermisst man bisweilen alle Gerüche; doch fehlt auch hier nicht in den engen Wohnräumen die Luftverderbniss durch die Menschen.

Als Maasstab dieser Luftverderbniss wird wie bei ähnlichen Untersuchungen auf dem Lande die Menge der in der Luft vorgefundenen Kohlensäure angesehen. Doch zeigen die vorstehenden Auseinandersetzungen ja zur Genüge, wie viel andere, z. B. sogar chemisch leicht nachweisbare Stoffe bei der Luftverunreinigung konkurriren, weshalb die Kohlensäurebestimmungen allein ein nur sehr lückenhaftes Bild geben. Auch muss man sich auf Schiffen noch mehr wie auf dem Lande davor hüten, vorgefundene grössere Kohlensäuremengen zu sehr nur aus einem Gesichtspunkte zu beurtheilen, da dabei leicht Irrthümer unterlaufen. So werden Kohlensäurebestimmungen der Luft aus dem mit Menschen gefüllten Zwischendeck eines Auswandereroder Kriegsschiffes vorgenommen und deren Resultate mit den Analysen der Aussenluft verglichen, mit Rücksicht auf die Fragen z. B. der Ueberfüllung, ohne dass vorher festgestellt worden wäre, ob denn wirklich alle vorgefundene Kohlensäure von der Athmung und sonstigen Ausscheidung der Menschen herrühre oder ob nicht etwa ein Theil derselben aus ganz anderen Quellen stamme. An solchen Quellen ist aber natürlich ein Schiff, in welchem fast aller Orten organische Zersetzungen vor sich gehen, sehr reich, und fehlt es in der Litteratur nicht an mannigfachen Angaben von sehr bedeutenden, sogar tödtlichen Anhäufungen des Gases in einzelnen Theilen von Schiffen.

So berichtet der Londoner Hafenarzt von Schiffsräumen, in denen kein Licht brennt (4 Report p. 12); und beobachtete *Gärtner* (Ventilationsverhältnisse an Bord S. M. Panzerkorvette »Sachsen«. Vierteljahrsschrift für öffentliche Gesundheitspflege, Bd. XIII, 1881, S. 375) in der Pulverkammer des Schiffes einen Kohlensäuregehalt bis zu 53, 75 per mille, wobei die Lichter gleichfalls erloschen und die dort arbeitenden Mannschaften nach einigen Minuten so elend wurden, dass sie den Raum verlassen mussten. (Vgl. auch *Macdonald* l. c. p. 133.)

Einen Fall von schwerer Kohlensäurevergiftung erzählt *Turner* (l. c. p. 14) nach Dr. *Reid* von I. M. S. »Minden« in Trincomalee aus den Jahren 1819—20. Ein Mann sollte das Pumpsood reinigen. Er ging hinunter mit Eimer und Schwabber. Als er indessen weder den Eimer füllte, noch auf Zurufen antwortete, ging ein zweiter Mann nach, um zu sehen, was mit ihm sei. Auch der antwortete nicht.

Drei weitere Leute wagten es nach ihm und auch sie wurden stumm. Ein hinabgelassenes Licht ging 6 Fuss oberhalb der Leute aus. Sie wurden alle herausgezogen und keiner erlangte seine frühere Gesundheit wieder.

Einen anderen tödlichen Fall erzählt *Fonssagrives* (l. c. p. 650) nach *Gonzalès*. Auf dem Schiffe »Le Triomphant«, auf der Rhede von Cartagena, wollte man pumpen; doch waren die Ketten nicht klar. Ein deshalb in den Raum hinabgesandter Mann stürzte sofort wie todt hinab. Ein zweiter, der es versuchen wollte, verlor gleichfalls das Bewusstsein, doch fiel er so glücklich, dass man ihn vor dem Hinabstürzen retten konnte. Nun versuchten nach einander 5 weitere Leute dem ersten Hülfe zu bringen, doch stürzten von diesen wieder 4 wie jener erste in den Lastraum hinab, den fünften konnte man glücklich im letzten Augenblicke fassen und retten. Einstweilen mussten alle weiteren Rettungsversuche eingestellt werden. Nach mehreren Tagen erst konnte man unter den nöthigen Vorsichtsmaassregeln hinabsteigen. Hier fand man 4 (5?) todt; die beiden Geretteten erholten sich innerhalb einiger Monate. Da nichts von Gerüchen im Schiffe und ebensowenig von Konvulsionen bei den Erkrankten berichtet ist, kann wohl die Annahme einer Schwefelwasserstoffvergiftung als ausgeschlossen und Kohlensäure als Ursache der Zufälle angesehen werden.

In wie weit die verschiedenen Quellen der Kohlensäureentwickelung bei den nachfolgend mitgetheilten quantitativen Bestimmungen derselben berücksichtigt sind, ist nicht immer ersichtlich. Jedenfalls zeigen dieselben zur Genüge, wie reich die Schiffsluft an dieser Verunreinigung zu sein pflegt.

Die häufigst citirten Untersuchungen sind die von *Rattray* (An Analysis of Ship Airs and its Effects. Medical Times and Gazette 1873, I. Jan. 25, p. 101. Royal medical and chirurgical society; auch bei *Parkes* l. c. p. 688), der nach 150 Analysen auf einem Kriegsschiffe den Kohlensäuregehalt zwischen 4 und 18 Volumentheilen auf 1000, in einzelnen Kojen 21 bis 33 auf 1000 gefunden haben will, Zahlen, welche indessen von *Bäuerlein* (Resultate der Luftuntersuchungen an Bord S. M. S. »Renown«, »Kaiser«, »Tiger«, »Drache« auf den Kohlensäuregehalt. Anhang zum St. S.-B. 1874—75, S. 113) als zu hoch und auf Untersuchungsfehlern beruhend bekämpft werden. Er selbst fand in den meisten Fällen 0,4 — 0,9 p. m., als Höchstbetrag 1,51 p. m. Die tieferen Parthien der Schiffe ergaben stets die ungünstigsten Verhältnisse, wie das aus theoretischen Gründen sowohl wie nach dem bleichen Aussehen so mancher hauptsächlich dort unten beschäftigten Funktionäre auch nicht anders zu erwarten war. *Parkes* (l. c. p. 104) theilt eine Reihe von Bestimmungen von Kriegsschiffen mit, bei denen Mengen von 1,03—5,57 p. m. nachgewiesen wurden. Innerhalb ähnlicher Grenzen bewegen sich die Zahlen von *Gärtner's* (l. c.) Untersuchungen auf S. M. S. »Sachsen«. In den Kasematten und im Zwischendeck betrug der durchschnittliche Gehalt 1 p. m., in den Arrestzellen und im Lazarethe stieg er unter Umständen bis zu 5,5 resp. 6,4 p. m.

Von Auswandererschiffen habe ich nur bei *Turner* (l. c. p. 15) eine Angabe gefunden. Darnach beobachtete *Craig* im Zwischendeck eines künstlich ventilirten Dampfers 0,669 — 1,3 p. m., bei einem Kohlensäuregehalt der Aussenluft von 0,25 -- 0,273 p. m.

2.

In Bezug auf die **Wohnräume** — Logis, Kajüte und eventuell das Zwischendeck — haben Handelsschiffe einen ausserordentlichen Vorzug vor jedem Kriegsschiffe, da diese Wohnungen dort durch ein während der ganzen Reise vollständig geschlossenes Deck von allen Schädlichkeiten des Schiffsraumes, des Bilschwassers, des Proviants und der Ladung abgetrennt werden können, während hier alle Räume des Schiffes bis zum Kiele hinab sich in beständiger Benutzung der Besatzung befinden und mehr oder minder unter einander kommuniciren. Dieser Vorzug, an welchem nur die Heizer auf Dampfschiffen nicht theilnehmen, muss bis zum äussersten ausgenutzt werden, wesshalb alle halb oder ganz unter Deck gelegenen Logis und Kajüten, wie sie sich noch auf manchen alten Schiffen finden, ganz zu verbannen sind. In noch höherem Maasse ist auf diese Abtrennung von dem Schiffsinneren in dem Zwischendeck zu sorgen, wenn es zur Passagierbeförderung benutzt wird. Dabei ist nicht nur auf gute Dichtung des Fussbodens zu sehen, sondern namentlich auch darauf zu halten, dass die Füllungen fest geschlossen bleiben, so lange Menschen in dem Decke wohnen, da auf diesem Wege alle Ausdünstungen des Kielraumes hineinströmen können und nebenbei jene Oeffnungen eine nur zu bequeme Gelegenheit bieten zu unmerklicher Beseitigung von allerlei Unrath, der nachher dann an ganz unerreichbarer Stelle zwischen den Schiffsrippen fault und die Luft verpestet.

Alle sonstigen Anforderungen an die Wohnräume müssen getrennt behandelt werden.

Das Volkslogis. Mit Rücksicht auf eine gute Ventilation und auf die eben erwähnte Abtrennung von den Ausdünstungen des Schiffsinneren ist es als ein sehr wesentlicher Fortschritt anzusehen, dass auf allen neueren Segelschiffen das Logis an Stelle seiner früheren Lage ganz oder halb unter Deck, seinen Platz in einem eigenen Hause auf Deck zwischen Grossmast und Fockmast gefunden hat, zu dem Luft und Licht von allen Seiten frei zutreten können. Auf Dampfschiffen, wo dasselbe unter der Back — auf Spardeckschiffen an der entsprechenden Stelle im

Spardeck — belegen ist, geht ein Theil dieser Vortheile wieder verloren, da hier für den Zutritt des Lichtes nicht so grosse Fenster angebracht werden können, wie in einem freistehenden Deckhause, und ferner durch die Lage der Thüren und noch mehr durch eine Längsscheidewand, welche die eigentlichen Matrosen von den russigen Heizern trennt, der Lufterneuerung manche Schwierigkeiten bereitet werden; auch sind zur Abhülfe eigene Ventilatoren oder eine Firstventilation wegen des darüber stehenden Gangspilles an dieser Stelle schwer anzubringen.

Da das Logis im Grunde nur zum Schlafen benutzt wird und immer die Hälfte der Mannschaften auf Wache ist, kann der Kubikraum für den Einzelnen verhältnissmässig klein bemessen werden, weshalb man Angesichts der engen Verhältnisse jedes Schiffes gegen einen Minimalraum von ca. 2 Kubikmetern pr. Kopf nicht viel einwenden kann. Wichtig ist ferner die Einrichtung der Schlafstellen. Dafür werden von vielen Seiten dringend die Hängematten (neben einzelnen Standkojen für etwaige Kranke und Verletzte) empfohlen, da sie bei Tage den Raum nicht beengen und sie sich besser reinigen, trockenen und lüften lassen als die feststehenden Kojen, welche leicht zu feuchten und dumpfen Schmutzwinkeln werden. Dass trotzdem namentlich auf Deutschen Schiffen viel häufiger feste Kojen gefunden werden, erklärt sich wohl vornehmlich aus dem Verlangen des Seemannes nach einem eigenen, kleinen, abgeschlossenen Heim, in dem ihn Niemand stören kann, und hängt es damit auch zum Theil zusammen, dass dieselben in ganz unzulässiger Weise nach aussen abgeschlossen sind. Sehr viel findet man noch 3 Kojenreihen übereinander in schwerer Holzkonstruktion, die einzelnen Kojen daher sehr niedrig und mit einem sehr engen Zugange versehen, der noch durch einen Vorhang verschlossen wird. Statt dessen sollten höchstens 2 Kojenreihen übereinander zulässig sein und zwar in leichter und durchbrochener Eisenkonstruktion. Weder Feuchtigkeit noch Ungeziefer noch Ansteckungsstoffe können an dem Metall so leicht haften wie an dem Holzwerk und würde auch ein wirklicher Luftaustausch über den Schlafenden dann viel leichter herzustellen sein. Die Zugangsseite müsste in ganzer Länge offen stehen, die Fuss- und Kopfwand durchbrochen und nur durch einen leichten Vorhang verhängt sein, nach Entfernung des Bettzeuges auch nach oben und unten ein reichlicher Luftdurchtritt stattfinden können; Einrichtungen, wie sie bis jetzt nur vereinzelt in den geräumigen Logis neuerer grosser Segelschiffe zu finden sind.

§ 44 der D. S.-O. fordert »für die Schiffsmannschaften einen ihrer Zahl und der Grösse des Schiffes entsprechenden, nur für sie und ihre Effekten bestimmten wohlverwahrten und genügend zu lüftenden Logisraum.« Sehr weit detaillirtere Bestimmungen unter Strafandrohungen für den Uebertretungsfall enthält das Englische Gesetz (M.-Sh.-A. 1867. 30 & 31 Vict. c. 124 s. 9), darunter die, dass jedem Seemanne ein Raum von nicht weniger als 72 Kubikfuss (2,13 cbm) und von nicht weniger als 12 Quadratfuss (1,11 qm) Bodenfläche zu gewähren sei, eine Vorschrift, welche auch in Bremen unter Anwendung des dortigen Fussmaasses (1,7 cbm) erlassen ist. (Verordnung, betreffend Beköstigung und Logisraum der Mannschaften auf Seeschiffen vom 15. Mai 1873.)

Die Kajüte unterscheidet sich vom Logis wie vom Zwischendeck im Wesentlichen dadurch, dass in ihr in der Regel Schlaf- und Wohnräume von einander mehr oder minder getrennt sind und dass sie ausser durch Seitenlichter auch durch einfallende Lichter Luft und Licht in reicherem Maasse erhält als irgend ein anderer Schiffstheil. Gleich dem Logis ist sie, ausser auf kleinen und älteren Schiffen, vollständig auf dem Hauptdeck gelegen und auf Segelschiffen von so beneidenswerther Grösse, wie sie auf Dampfschiffen trotz des grösseren Reichthums der Ausstattung nie gewährt wird. Hier liegt sie unter der Poop oder unter Halbdecks resp. auf den transatlantischen Spardeckschiffen im Spardeck. Nur die zweite Kajüte hat auf manchen, namentlich älteren Schiffen dieser Art ihren Platz im Zwischendeck, wo dann selbstverständlich die Vortheile der Licht- und Luftzufuhr von oben verloren gehen. — In der Regel sind auf den grossen Schiffen die Schlafräume, die sogenannten Kabinen mit je mehreren Kojen längs der Schiffswand beiderseits von dem Raume für den Tagesaufenthalt, dem Salon, angeordnet, so dass letzterer Luft und Licht nur von oben durch einfallende Lichter erhält, während erstere durch Seitenlichter gelüftet und erleuchtet werden. Von dieser Anordnung ist man auf einzelnen neueren Schiffen abgewichen, indem man zwei getrennte, im Schiffe hintereinander gelegene, ganz quer durchgehende Abschitte desselben, zum Salon resp. für die Kabinen bestimmt hat. Dadurch wird nicht nur für den Salon die oft recht lästige Nachbarschaft der Kabinen beseitigt, sondern man gewinnt auch den Vortheil, sämmtliche Schlafstellen der Mitte des Schiffes, wo die Schwankungen am geringsten sind, nahe legen zu können, und den sonst langen und schmalen Salon in ein breites, auch durch Seitenlicht erhelltes Zimmer zu verwandeln. Dagegen werden bei dieser Einrichtung die nicht an der Schiffswand gelegenen Kabinen ausschiesslich auf eine Zufuhr von Licht und Luft von oben angewiesen, wobei natürlich alle Räume, welche nicht direkt unter dem mittleren einfallenden Lichte liegen, zu kurz kommen. Um dem abzuhelfen hat man auf einzelnen Schiffen beiderseits von dem grossen einfallenden Lichte, das sich in der Mitte längs der Kajüte hinzuziehen pflegt, und parallel mit demselben je ein kleineres einfallendes Licht angebracht, das wie das grosse mit stellbaren Fenstern versehen ist. Damit wird den Kabinen allerdings geholfen, der freie Raum zu Bewegungen auf Deck aber in sehr unangenehmer Weise eingeengt, weshalb die ganze Aenderung nicht viel Nachahmung zu finden scheint. Weiter auf die Details der Einrichtung einzugehen, würde zu weit führen. Es kann nur konstatirt werden, dass auf Passagierschiffen, namentlich auf den grösseren Routen, für die Kajütenpassagiere nach allen Richtungen hin in reichlichem Maasse, im Verhältnisse zu den Zwischendeckspassagieren in fast überreichlichem Maasse, gesorgt ist, während auf den Passagierdampfschiffen für Europäische Fahrt häufiger über — durch Geruch und Lärm — höchst störende Nachbarschaft von Transportvieh u. s. w. geklagt wird.

P. A. § 3 und der Vertragsentwurf § 22 schreiben übereinstimmend vor, dass jedem Kajütenpassagier ein Minimum von 36 Quadratfuss (3,33 qm) Bodenfläche zu gewähren sei, was bei nur 6 Fuss Deckhöhe schon einen Kubikraum von 216 Kubikfuss (6,11 cbm) geben würde, ein Raum, der überreichlich auch auf Deutschen Passagierschiffen gewährt wird.

Das Zwischendeck ist der Raum im Schiffe, welcher vorwiegend für die Massentransporte von Soldaten, Pilgern, Auswanderern, Kulis, früher auch Sklaven benutzt wird, wobei für Deutsche Verhältnisse nur die Auswanderer in Betracht kommen, weshalb hier die Begriffe Zwischendeckspassagier und Auswanderer fast gleichbedeutend geworden sind. Wegen der grossen Zahl dieser verhältnissmässig schutz- und wehrlosen Reisenden und wegen vielfacher grober Unzuträglichkeiten bei ihrer Beförderung, hat sich die Gesetzgebung fast aller Seestaaten in eingehendster Weise mit dieser Angelegenheit beschäftigt und dabei namentlich auf die Art der Unterbringung auf dem Schiffe grosses Gewicht gelegt. Die wichtigsten Punkte sind dabei folgende:

Um die Auswanderer gegen Wind und Wetter, sowie gegen Luft- und Lichtmangel und aus dem Schiffe selbst stammende direkte Schädlichkeiten ausreichend zu schützen, sind nur bestimmte Theile des Schiffes zu ihrer Aufnahme zulässig. Auch bei indirekter Auswanderung, auf der Fahrt nach England, dürfen Auswanderer nicht mehr auf Deck logirt werden (Hamburg, Nachtrags-V. § 19), und ist es ferner aller Orten verboten, tiefer als das Zwischendeck gelegene Decks (das s. g. Orlopdeck) zu ihrer Beförderung zu benutzen, weil diese meist temporären

Charakters und daher gegen den Lastraum und dessen Dünste nicht gehörig abgedichtet sind, und weil ferner zu diesen tiefen, grossen Theils unter der Wasserlinie gelegenen Räumen Licht garnicht und Luft in nur dürftiger Menge gelangen kann (Hamburg, Nachtrags-V. § 9. Bremen, Verordnung von Nov. 1868, § 1, Vertragsentwurf § 2). Mit derselben Absicht ist es in England verboten, Passagiere auf mehr als zwei Decks zu befördern, abgesehen von Kajütenpassagieren oder Kranken, welche in Deckhäusern und Halbdecks untergebracht sind. (P. A. § 13.) Durch diese Bestimmungen ist thatsächlich die Beförderung der Auswanderer auf das Zwischendeck beschränkt, abgesehen von Ausnahmefällen, in denen auch die Kajüten mit solchen Passagieren belegt werden.

Indessen ist die Lage des Zwischendecks auf den verschiedenen Arten von Schiffen eine sehr verschiedene. Allerdings befindet sich dasselbe immer direkt unter dem Hauptdeck; doch hat es bei Segelschiffen und den meisten Dampfschiffen nur Deckhäuser, höchstens Halbdecks über sich, während auf Spardeckschiffen das ganze Spardeck darüber gelegen ist. In letzterem Falle kann dasselbe daher von oben Licht und Luft nur auf indirektem Wege erlangen, während im ersteren Falle die Luken und Niedergänge von dort direkt in die freie Aussenluft ausmünden. Auf dieser Verschiedenheit beruht die sehr berechtigte Unterscheidung der Passengers Act (§ 3) und des Vertragsentwurfes (§ 12) zwischen oberem und unterem Passagierdeck, nach welcher also das Zwischendeck auf Spardeckschiffen unteres, auf den anderen Schiffen dagegen oberes Passagierdeck sein würde, vorausgesetzt dass die Zahl der in Deckhäusern und Halbdecks untergebrachten Leute nicht ein Drittheil der für das zunächst darunter gelegene Deck zulässigen Passagierzahl übersteigt, in welchem letzteren Falle diese Deckhäuser als ein volles Deck gerechnet werden und daher das Zwischendeck zum unteren Passagierdeck wird. Natürlich ist die sanitäre Lage dieses unteren Passagierdecks eine wesentlich ungünstigere, weshalb für dieses erhöhte Ansprüche, namentlich in Bezug auf eine reichlichere Raumausmessung für den Einzelnen, erhoben werden müssen.

Diese Verhältnisse machen sich besonders geltend unter wärmeren Breiten, wo das Bedürfniss nach grösserem Luftwechsel ein viel lebhafteres ist und schlechtes Wetter, namentlich Regen, den Aufenthalt auf Deck auf längere Zeit unmöglich machen kann. Daher ist der Vorschlag gemacht worden, für Auswanderertransporte, welche die Tropen passiren, überhaupt nur ein Passagierdeck als zulässig zu erklären, ein Wunsch, der thatsächlich wenigstens in Deutschland erfüllt wird, da auf den Routen nach Südamerika und Australien Spardeckschiffe zur Zeit wenigstens nicht verwendet werden. Dringender für die gesetzliche Regelung dürfte es aber sein, in Deutschland auch für diese Routen die reichlicheren Raummaasse für den Einzelnen, welche für die Fahrten nach Nordamerika vorgeschrieben sind und von welchen nachher die Rede sein wird, zur Anwendung zu bringen, und reiht sich daran der weitere Wunsch, dass auf Reisen durch die Tropen und bei heisser Jahreszeit die neben dem Maschinen- und Heizraume belegenen Theile des Zwischendecks zum Passagiertransport unbenutzt bleiben, da trotz aller Abkleidungen mit schlechten Wärmeleitern in diesen Theilen des Schiffes eine sehr hohe Temperatur zu herrschen pflegt.

Hier fügt sich auch passend die früher viel ventilirte Frage ein, ob es nicht richtig sei, eine Maximalzahl -- etwa von 500 Personen — festzusetzen, über die hinaus Auswanderer auf einem Schiffe nicht befördert werden dürfen. (Second Report from the select committee on emigrant ships. London 1854, p. 10.) In der That ist es ja eine unter den verschiedensten Umständen sich bestätigende Erfahrung der öffentlichen Gesundheitspflege, dass die aus der Anhäufung von Menschen erwachsenden Schädlichkeiten nicht nur abhängig sind von dem Verhältnisse der Menschenzahl zu der Grösse des von ihnen innegehabten Raumes, sondern von einer gewissen Höhe der Zahl an auch von der absoluten Zahl der vereinigten Menschen. Doch ist dagegen zu halten, dass inzwischen durch die Einführung der Dampfbeförderung eine so wesentliche Abkürzung der Reisen und Verbesserung aller Verhältnisse auf den Schiffen eingetreten ist, dass eine solche Vorsorge kaum mehr als nöthig erscheint. Auch würde die Durchführung dieses Vorschlages nur auf dem nicht sehr aussichtsvollen internationalen Wege durchführbar sein, da die Konkurrenz zwischen den Linien der verschiedenen Staaten einem einzelnen Staate es unmöglich machen würde, ohne schwere Schädigung seiner eigenen Rhederei in so einschneidender Weise für sich allein vorzugehen. Eher könnte es sich empfehlen von einer gewissen Höhe der Passagierzahl an und bei Fahrten von besonders langer Dauer einen grösseren Kubikraum für den Einzelnen zu fordern, und dürfte es auch wohl in Erwägung zu ziehen sein, ob nicht jetzt der Zeitpunkt gekommen sei, alle Massenbeförderung mittelst Segelschiffen zu verbieten.

Trotz der selbstverständlichen Forderung, dass der Wohnraum des Auswanderers ebenso wie das Logis und die Kajüte gegen den eigentlichen Lastraum und dessen Ausdünstungen vollkommen abgeschlossen sein müsse, wird man von den

Rhedereien nicht verlangen können, dass sie bei geringer Passagierzahl das ganze Zwischendeck für diese freilassen. Vielmehr kann ihnen gestattet werden, nicht riechende oder sonst nach irgend einer Richtung hin für Leben und Gesundheit unbedenkliche Waaren, also namentlich Stückgut, auch im Zwischendeck zu verstauen, wenn die so verwendeten Theile des Decks nur in ausreichender Weise abgetrennt sind und der Zutritt von Luft und Licht dadurch nicht beeinträchtigt wird (P. A. § 29; New-York l. c. 1). Mit Rücksicht auf eine gleichmässige Belastung des Schiffes muss es auch freistehen, mehrere getrennte Parthien des Deckes zu solchen Zwecken zu verwenden, immer vorausgesetzt, dass die Passagiere nicht darunter leiden.

Für die speciellere Einrichtung des Zwischendecks sind folgende Punkte hervorzuheben.

Zunächst die Höhe desselben, welche mindestens so viel betragen muss, dass ein erwachsener Mann aufrecht darin gehen kann und 2 Kojenreihen in nachher zu besprechender Anordnung übereinander Platz finden. Dazu sind gegen 2 m Höhe erforderlich, ein Maass, das auf den Zwischendecks der neueren Dampfschiffe überschritten wird, weshalb die früher sehr lebhaft erörterte Frage, ob bei Bestimmung der Deckhöhe von Deck zu Deck oder bis zur Unterkante der Balken zu messen sei, erheblich an Bedeutung verloren hat, umsomehr als auf eisernen Schiffen auch der Raum, welchen die Deckbalken einnehmen, ein viel geringerer ist als auf Holzschiffen. Anders freilich steht es bei den praktisch kaum mehr vorkommenden, aber nach einzelnen Gesetzen (Hamburg, Belgien) noch zulässigen Deckhöhen von 1,58 m und darunter, ganz zu schweigen von den Sklavenschiffen früherer Zeiten mit Zwischendecks von unter 1 m ($2^1/_2$—3 Fuss) Höhe.

Die dem Einzelnen zu gewährende Bodenfläche ist in doppelter Beziehung von Bedeutung. Erstens als die Fläche, auf welcher Kojen, Gepäck und Passagiere untergebracht werden sollen und zweitens als Maass für den dem Einzelnen zu gewährenden Kubikraum Luft, welcher sich aus der Multiplikation der Bodenfläche mit der Deckhöhe ergiebt. Für den ersteren Zweck genügt zur Noth eine Fläche von 1,25 qm, da ja 2 übereinander gelegene Kojen nur die Bodenfläche von einer Koje beanspruchen, während für die zweite Aufgabe ein Wechselverhältniss mit der Deckhöhe Statt findet, insofern als bei grösserer Deckhöhe eine geringere Quadratbodenfläche und umgekehrt bei grösserer Bodenfläche eine geringere Deckhöhe eingeräumt werden kann, wie das in den verschiedenen gesetzlichen Bestimmungen, welche unten mitgetheilt sind, vielfach praktisch geworden ist. Indessen hat diese Kompensation zwischen Höhe und Bodenfläche nicht nur ihre Grenzen an den erwähnten Minimalmaassen für beide, von gegen 2 m Höhe und 1,25 qm Fläche, sondern auch darin, dass über eine gewisse Deckhöhe hinaus der durch weitere Erhöhung des Decks zu erzielende Gewinn an Kubikraum aus naheliegenden Gründen nicht gleichwerthig ist mit einem gleichen durch Vergrösserung der Bodenfläche erreichten Raumgewinne, sonst könnte man nur, um recht viele Passagiere auf einem Deck befördern zu können, immer höhere Zwischendecks bauen, wie wir ja schon Zwischendecks von 10 Fuss Höhe haben. Solchem Missbrauche wird durch die sonst reichlichen Bestimmungen des Vertragsentwurfes Vorschub geleistet, da er neben einer Minimaldeckhöhe nur einen Minimalkubikraum für den Einzelnen vorschreibt.

Bezüglich des dem Einzelnen zu gewährenden Kubikraumes wird man sich wie bei Minimalhöhe und -Bodenfläche mit einem bescheidenen Maasse begnügen müssen, wenn man sich die Verhältnisse eines Schiffes recht vergegenwärtigt und nicht eine billige, mit dem Auslande konkurrenzfähige Auswandererbeförderung unmöglich machen will. Man wird daher auf dem Lande unter annähernd entsprechenden Umständen übliche Maasse, z. B. von 10—17 cbm pr. Kopf in den Kasernen der verschiedenen Europäischen Armeen, zum Vergleiche nicht anziehen, andererseits aber auch nicht die Minimalmaasse für das Logis auf das Zwischendeck übertragen dürfen, wie das in den Deutschen Gesetzgebungen geschehen ist, in Hamburg und Bremen dazu unter Anwendung eines nicht unwesentlich kleineren Fussmaasses. Denn im Logis handelt es sich um höchstens zwei bis drei Dutzend kräftiger, seefester Männer, von denen jeder Zeit die Hälfte auf Wache ist, während hier Hunderte, bis zu Tausend seeunkundiger und theilweise seekranker Leute beiderlei Geschlechts und jeden Alters Tag und Nacht Wochen lang wohnen sollen.

Gegenüber einer so grossen Menschenanhäufung hat *Fonssagrives* (l. c. p. 304) für jeden Auswanderer 5 cbm Raum, *Griscom* in New-York (*Lorent* l. c. p. 12) 250—300 Kubikfuss = 7—8,5 cbm, *Turner* (l. p. c. 12) sogar 400 Kubikfuss = 11,3 cbm gefordert. Wer aber die thatsächlichen Verhältnisse berücksichtigt, wird sich nicht verhehlen können, dass solche theoretisch ja allerdings gerechtfertigte Wünsche, einstweilen wenigstens, nicht die leiseste Aussicht auf Verwirklichung haben, und dass man die Haupthülfe gegen die Gefahren der Ueberfüllung auf anderem Wege suchen müsse, vor Allem durch Abkürzung der Reisen mittelst Dampfschifffahrt, durch Beförderung jeder Gelegenheit zum Aufenthalte ausserhalb des Zwischendecks, namentlich auf Deck, durch immer grössere Vervollkommnung der Ventilation und immer gesteigerte Anforderungen an die Reinlichkeit. Deshalb sollen die Bemühungen um einen möglichst grossen Luftraum für den Einzelnen gewiss nicht aufgegeben werden; wie die Dinge aber liegen, wird man froh sein können, wenn man erst überall einen Raum von 2,5—3,0 cbm im oberen und 3,0—4,0 cbm im unteren Passagierdeck für jeden Auswanderer erreicht hat. Das ist annähernd in der Englischen und und New-Yorker Gesetzgebung wie im Vertragsentwurfe vorgeschrieben, indessen unter einzelnen sehr bedeutungsvollen Einschränkungen, deren Beseitigung dringend anzustreben ist. — Dahin gehört die Vorschrift, dass das Hospital in den für die Passagiere ausgemessenen Raum mit eingerechnet werden darf und dass, abgesehen von Säuglingen, welche garnicht zählen, Kinder bis zu einem gewissen Alter nur als halb gerechnet werden, so dass z. B. ein Elternpaar mit 5 Kindern, wovon eines unter 1 Jahr alt ist, mit dem gesetzmässigen Raume für 4 Personen fürlieb nehmen muss. Die unten mitgetheilten Zahlen zeigen zu einer wie grossen Beschränkung diese letztere Einrichtung, namentlich in der Zwischendecks-Abtheilung für Familien, führen muss.

Um den erörterten Anforderungen für den Kubikraum zu genügen, muss demnach zum mindesten für jeden Passagier bei einer Deckhöhe von 2 m, im oberen Passagierdeck eine Bodenfläche von 1,25—1,50 qm, im unteren Passagierdeck eine Bodenfläche von über 1,50 qm gefordert werden, eventuell im letzteren Deck bei gleichbleibender Bodenfläche eine grössere Höhe.

Es muss ferner darauf hingewiesen werden, dass wenn auch die Auswanderer auf Deck Gelegenheit zur Bewegung in freier Luft finden, dieser Platz doch nur bei gutem Wetter zu benutzen ist und ein anderer Raum zum Tagesaufenthalte fehlt. Ein auf den älteren Spardeckschiffen für diesen Zweck verwendbarer Raum, im Spardeck bei dem Fockmast, in welchem sich gleichzeitig allerdings immer nur eine kleinere Parthie der Auswanderer aufhalten konnte, ist auf den neueren Schiffen leider verschwunden, während die Verhältnisse der Kajüten, namentlich der zweiten, erheblich gewonnen haben. Es fragt sich, ob da nicht eine billige Ausgleichung unter grösserer Berücksichtigung der Zwischendeckspassagiere möglich sei.

Die gesetzlichen Bestimmungen über die Raumausmessung auf Auswandererschiffen (für Hamburg, Bremen, New-York, England und den Vertragsentwurf wörtlich mitgetheilt bei *Reincke* l. c.) lassen sich in folgender Uebersicht zusammenfassen.

8. Zwischendecksmaasse in verschiedenen Ländern.

	Minimal-Deckhöhe		Minimal-Bodenfläche		Minimal-Kubikraum	
	Fuss	m	Quadrat-fuss	qm	Kubik-fuss	cbm
Hamburg	6	1,72	12	0,98	72	1,69
	5 ½	1,58	14	1,15	77	1,81
Bremen	6	1,74	12	1,0	72	1,74
Stettin	6	1,88	12	1,3	72	2,21
England, oberes Deck	6	1,83	15	1,39	90	2,54
unteres »	7	2,13	18	1,67	126	3,57
» » weniger als z. B.	6	1,83	25	2,31	150	4,24
New-York, oberes Deck	6	1,83	16	1,48	96	2,71
unteres »	7 ½	2,29	14	1,30	107	2,97
» »	6	1,83	18	1,67	108	3,06
Vertragsentwurf, oberes Deck	6	1,83	—	—	—	2,84
unteres »	6	1,83	—	—	—	3,40
Frankreich	—	1,66	—	1,49	—	2,47
	—	1,83	—	1,33	—	2,43
	—	2,28	—	1,30	—	2,96
Belgien, weniger als	—	1,53	—	2,04	—	—
	—	1,53	—	1,49	—	2,28
	—	1,83	—	1,30	—	2,37
Niederlande	—	1,53	—	1,75	—	2,67
	—	1,85	—	1,25	—	2,31

1 Hamburger Fuss = 0,286 m, 1 Bremer Fuss = 0,289 m, 1 Preussischer Fuss = 0,313 m, 1 Englischer und 1 Amerikanischer Fuss = 0,305 m.

Der Raum für das im Zwischendeck zulässige Gepäck ist hierin überall mit einbegriffen, in England, New-York, Bremen uud nach dem Vertragsentwurfe auch der Raum für das Hospital. In England ist ferner die grössere Bodenfläche für das untere Deck auch dann vorgeschrieben, wenn die dem genannten Deck Luft und Licht zuführenden Luken — abgesehen von den Seitenlichtern — eine geringere Weite haben, als im Verhältnisse von 3 Quadratfuss zu 100 Quadratfuss Bodenfläche des Zwischendecks. Uebrigens werden Säuglinge (Kinder unter 1 Jahr) nirgends mit gezählt und 2 Kinder (im Alter von 1—10 Jahren Hamburg und Bremen, 1—8 Jahren New-York, 1—12 Jahren England) als ein Erwachsener (statute adult) gerechnet. Nur der Vertragsentwurf zählt bei der Raumausmessung die Kinder wie Erwachsene.

Neben diesen Vorschriften besteht in Hamburg bindend, in Bremen empfehlend, die Bestimmung, dass dieselben nur zu gelten haben, insofern nicht die im Bestimmungshafen bestehenden Gesetze die Zahl der mitzunehmenden Passagiere noch mehr beschränken und sind in Hamburg überdies für die nach den Vereinigten Staaten von Nordamerika gehenden Schiffe die dortigen Gesetze als gültig bezeichnet. Dadurch kommen thatsächlich für die Masse der Deutschen Auswanderer, wenigstens insofern sie über Hamburg gehen, die freigebigeren Gesetze Englands und Nordamerikas zur Anwendung; doch bleibt der üble Schein bestehen, dass diese bessere Fürsorge ausländischem Zwange zu danken sei, und müssen, was schlimmer ist, die Auswanderer nach Brasilien und anderen aussereuropäischen Ländern, welche nicht Englische Kolonien sind, nach wie vor mit dem geringen Raume der heimischen

Gesetze von nicht einmal 2 cbm fürlieb nehmen, was um so bedeutungsvoller ist, als es sich fast durchgehend um Fahrten durch die Tropen und um sehr viel längere Reisen als nach Nord-Amerika handelt.

Allein reisende Frauenzimmer, allein reisende Männer und Familien müssen nach allen Gesetzen in getrennten Abtheilungen logirt werden, wobei die Familien den mittleren, die Frauen den hinteren, die Männer den vorderen Raum erhalten. Zur Trennung dieser Abtheilungen werden auf eisernen Schiffen allgemein die eisernen Schotte verwendet, durch welche die Schiffe, von oben bis unten durchgehend, in verschiedene Compartments getrennt sind. Dadurch erhalten diese Abtheilungen eine ein für allemal fixirte Ausdehnung, während die Anzahl der Reisenden aus jeder der drei Rubriken auf verschiedenen Fahrten eine sehr verschiedene sein kann. Deshalb würde im einzelnen Falle, obgleich die für das betreffende Schiff zulässige Zahl von Zwischendecks-Passagieren nicht überschritten ist, in der einen oder anderen Abtheilung eine grosse Ueberfüllung eintreten können, wenn nicht strenge darauf gehalten wird, dass durch Einsetzen weiterer Scheidewände die nöthige Ausgleichung stattfindet. Unter einem solchen Missstande würde selbstverständlich die grösste Abtheilung, die der Familien, am meisten leiden, welche durch die Kinder an sich schon stärker belastet ist und wegen eben der Kinder, Greise, schwangeren Frauen u. s. w. mehr als die beiden anderen Abtheilungen die Aufmerksamkeit der Sanitätspolizei in Anspruch nimmt. Uebrigens finden sich in der Regel auch in der Frauenabtheilung viele Kinder mit ihren Müttern, welche den früher ausgewanderten Männern nachreisen.

Zur Bewegung in freier Luft fordert das Englische Gesetz (P. A. § 14, 4) für jeden Passagier einen Quadratraum von 0,46 qm (5 □Fuss), während der Vertragsentwurf (§ 1) nur vorschreibt, dass das Deck während der Reise zur Bewegung der Passagiere von Ladung und anderen Lasten frei zu halten sei.

Die Kojen dürfen nach allen Gesetzen nur in 2 Reihen übereinander stehen und soll die unterste Reihe einen bestimmten Abstand vom Boden haben (Hamburg 4 Zoll (9,6 cm), Bremen 6 Zoll (14,5 cm), England und der Vertragsentwurf 6 Zoll (16 cm), New-York 9 Zoll (24 cm). Indessen pflegt man um das Gepäck besser unterbringen zu können und im Interesse einer leichteren Handhabung der Reinlichkeit seit Einführung höherer Zwischendecks diesen Abstand wesentlich höher zu nehmen, bis über 50 cm. Für den Abstand der einzelnen Reihen von einander und der obersten von dem darüberliegenden Deck, fordert England 2 Fuss 6 Zoll (77 cm). Die Länge der einzelnen Kojen soll nach allen Gesetzen 6 Fuss sein (Hamburg 1,72 m, Bremen 1,74 m, England, New-York, Vertragsentwurf 1,83 m). Als Kojenbreite schreiben vor: die Deutschen Hansestädte und England 18 Zoll (Hamburg und Bremen 43 cm, England 45,7 cm), der Vertragsentwurf 20 Zoll (51 cm), Frankreich 50 cm, Belgien 46 cm, die Niederlande 50 cm, New-York 2 Fuss (61 cm). In der Regel sind die Kojen zu je 4 vereint (Viermannskojen), welche ausser für Ehegatten oder für eine Mutter mit 2 Kindern, durch Scheidewände getrennt sein sollen. Doch pflegen die Scheidewände von den Auswanderern entfernt zu werden.

(Hamburg, Revidirte V. vom 30. April 1855 §§ 5, 6, 9; Nachtrags-V. vom 20. April 1868 §§ 1, 9. Bremen, O.-V. vom 9. Juli 1866 §§ 13, 14; O.-V. vom 27. Nov. 1868 § 1; O.-V. vom 3. Oct. 1870. New-York l. c. 1, 2, 3. England, P.-A. §§ 3, 13, 14, 21, 24, 26. Vertragsentwurf §§ 1, 2, 3, 4, 5, 22. Belgien, Le Moniteur Belge 14. Mai 1850. Niederlande, Besluit u. s. w. l. c. §§ 3, 4, 10).

Die niedrigen Deckhöhen von 6 Fuss Hamburgisch oder Bremisch, von Deck zu Deck gemessen, wobei ein Erwachsener nicht aufrecht gehen konnte, kommen seit dem Aufhören der Segelschifffahrt für Auswanderer nicht mehr vor; vielmehr haben jetzt die meisten Auswanderer-Dampfschiffe, sowohl Spardeckschiffe, wie auch die etwas kleineren nach Westindien, Südamerika etc. gehenden Dampfschiffe ohne

9. Uebersicht über die Auswanderung über Hamburg mit Rücksicht auf die für die Hygiene wichtigsten Fragen.

	Zahl der Auswanderer.					Geschlecht und Zusammengehörigkeit.						Altersklassen.					
	Direkt		Indirekt		Ueberhaupt	Einzeln reisende Männer		Einzeln reisende Weiber		Familien		Kinder unter 1 Jahr alt.		1 bis 10 Jahr alt		Greise über 60 Jahr alt	
	mit Auswandererschiffen	mit anderen Schiffen	Zahl	%		Zahl	%	Zahl	%	Zahl	Personen	Zahl	%	Zahl	%	Zahl	%
1871	34,639	504	7,081	16,77	42,224	14,608	34,60	6,568	15,56	5,770	21,048	1,970	4,7	6,487	15,3	523	1,2
1872	52,828	395	21,183	28,47	74,406	23,288	31,30	8,851	11,49	11,259	42,267	3,971	5,4	12,726	17,1	919	1,2
1873	44,278	300	24,598	35,56	69,176	18,319	26,48	6,987	10,10	11,857	43,870	4,237	6,1	12,944	18,7	883	1,3
1874	30,152	473	12,818	29,52	43,443	11,324	26,07	4,703	10,83	7,007	27,416	2,671	6,2	8,574	19,7	614	1,4
1875	21,561	377	9,872	31,03	31,810	9,551	30,03	3,222	10,13	4,849	19,037	1,611	5,0	5,777	18,4	481	1,5
1876	20,615	564	7,554	26,29	28,733	8,630	30,07	2,496	8,69	4,452	17,607	1,682	5,8	5,167	18,0	411	1,4
1877	18,573	427	3,570	15,82	22,570	7,445	32,99	1,909	8,46	3,454	13,216	1,219	5,4	4,053	18,0	356	1,6
1878	19,932	514	4,357	17,57	24,803	8,516	34,33	2,373	9,56	3,582	13,914	1,397	5,6	4,302	17,3	420	1,7
1879	17,030	775	7,059	28,39	24,864	10,023	40,31	2,810	11,30	3,416	12,031	1,242	5,0	3,594	14,5	299	1,2
1880	48,359	741	19,787	28,72	68,887	24,152	35,06	6,217	9,05	10,712	38,518	4,273	6,2	11,180	16,2	816	1,2
1881	74,400	1,119	47,612	38,67	123,131	37,706	30,62	9,004	7,31	20,641	76,421	8,797	7,14	22,575	18,33	1,385	1,1

10.

	Zahl der Auswanderer.	Ziel der Auswanderung.										Art der Beförderung.					
		Nach den Vereinigten Staaten		Nach Britisch Nordamerika		Nach Australien		Nach Brasilien		Nach andern Ländern		Dampfschiffe			Segelschiffe		
		Zahl	%	Zahl	%	Zahl	%	Zahl	%	Zahl	%	Zahl der Schiffe	Zahl der Auswanderer	% der Auswanderer	Zahl der Schiffe	Zahl der Auswanderer	% der Auswanderer
1871	42,224	38,662	91,56	13	0,03	1,909	4,52	1,168	2,77	472	1,12	424	36,599	86,68	128	5,625	13,32
1872	74,406	67,823	91,15	7	0,01	2,485	3,34	3,456	4,64	635	0,86	512	65,149	87,56	120	9,257	12,44
1873	69,176	60,970	88,13	4	0,01	2,572	3,72	4,847	7,01	783	1,13	501	62,330	90,10	67	6,846	9,90
1874	43,443	37,325	85,92	1,719	3,96	2,103	4,84	1,261	2,90	1,035	2,38	514	40,556	93,35	58	2,887	6,65
1875	31,810	25,915	81,47	2,859	8,99	1,825	5,74	389	1,22	822	2,58	429	29,951	94,16	41	1,859	5,84
1876	28,733	22,268	77,50	1,373	4,78	1,906	6,64	2,445	8,51	941	2,57	438	26,112	90,88	40	2,621	9,12
1877	22,570	16,013	70,95	208	0,92	1,541	6,83	2,743	12,15	2,065	9,15	432	19,817	87,80	50	2,753	12,20
1878	24,803	17,962	72,42	463	1,87	2,595	10,46	2,302	9,28	1,481	5,97	524	21,639	87,24	39	3,164	12,76
1879	24,864	22,374	89,99	319	1,28	304	1,22	1,105	4,44	762	3,07	583	24,625	99,04	28	239	0,96
1880	68,887	66,507	96,55	301	0,44	146	0,21	1,227	1,78	706	1,02	874	68,787	99,85	29	100	0,15
1881	123,131	119,287	96,88	362	0,29	679	0,55	1,462	1,19	1,341	1,09	993	122,998	99,89	35	133	0,11

Spardeck eine Zwischendeckshöhe von ca. 7 1/2 Fuss Englisch = 2,29 m, und zwar 7 Fuss 8 Zoll von Deck zu Deck, 7 Fuss 2 Zoll bis zur Unterkante der Decksbalken. Darnach hat der Auswanderer auf Hamburger Schiffen nach New-York bei 14 Quadratfuss (Englisch) Bodenfläche 105 Kubikfuss = 2,97 cbm, auf anderen Fahrten bei 12 Quadratfuss (Hamburgisch) Bodenfläche 2,24 cbm, auf Bremer Schiffen auf allen Fahrten bei 12 Quadratfuss (Bremisch) Bodenfläche 2,29 cbm. Im einzelnen Falle kann das paradoxe Verhältniss eintreten, dass den Auswanderern im oberen Passagierdeck ein grösserer Flächenraum gewährt werden muss, als denen im Zwischendeck, wenn nämlich auch die Kajüten mit Auswanderern belegt werden und das Spardeck nicht ganz die Höhe des Zwischendecks von 7 1/2 Fuss hat.

3.

Die einzigen Zugänge zu dem Innenraume des Schiffes, durch welche Luft in denselben gelangen kann, die Luken und Niedergänge, die einfallenden Lichter und Seitenlichter, müssen auf See dauernd oder zeitweise geschlossen werden, weshalb auf dieselben zur Herstellung einer regelmässigen Luftzufuhr nicht zu rechnen ist. Ja selbst wenn sie offen stehen, wie im Hafen, reichen sie zu diesem Zwecke nicht völlig aus, mag auch die Temperaturdifferenz zwischen Innen- und Aussenluft eine erhebliche sein oder der Wind den Luftwechsel fördern, weil alle die genannten, verhältnissmässig kleinen Oeffnungen sich ausschliesslich an der einen, oberen Wand des grossen Hohlraumes oder ganz nahe derselben befinden und daher die tieferen Räume von der dort eintretenden Luft fast unberührt bleiben. Und noch dürftiger wird der Erfolg, wenn das Schiff im Innern in mehrfache Abtheilungen getrennt ist, welche einen durchgehenden Luftstrom unterbrechen. Trotzdem muss man auch diese Hülfen der Ventilation soweit auszunutzen versuchen als es geht, indem man 1) die verschiedenen Oeffnungen so gross anlegt, als es die Sicherheit des Schiffes nur gestattet, indem man 2) die der Luftzufuhr am meisten bedürftigen Wohnräume der Menschen diesen Oeffnungen möglichst nahe, wenn nicht ganz auf Deck, legt und indem man 3) diese Oeffnungen mit solchen Einrichtungen umgiebt, dass sie auch auf See, selbst bei schlechtem Wetter, möglichst lange offen gehalten und ausgenutzt werden können.

Kommt doch auch andererseits der Ventilation von Schiffen ein Umstand zu Statten, der bei der Ventilation aller anderen Wohnräume — ausgenommen von Eisenbahnzügen — fehlt, nämlich der, dass durch die in der Regel rasche Ortsbewegung des zu ventilirenden Raumes selbst ohne weiteres Zuthun eine Luftströmung im Innern desselben erzeugt wird, welche nur richtig geleitet zu werden braucht, um der Lufterneuerung wirksam zu dienen.

Der Hauptraum jedes Schiffes, die Last, ist nur durch Luken zugängig, welche während der ganzen Reise geschlossen bleiben.

Nicht anders steht es mit dem Zwischendeck, sofern dasselbe wie in den meisten Fällen nur zu Frachtzwecken benutzt wird. Wird dasselbe dagegen zum Passagiertransporte verwendet, dann bleiben die Luken, in welchen jetzt die Niedergänge liegen, offen, so lange das Wetter es irgend gestattet. Um dies längere Zeit zu ermöglichen, werden sie mit hohen Schwellen umgeben, welche das Einspülen von Sturzseen verhindern und mit Kappen (booby hatches) oder Deckhäusern bedeckt, welche zwei einander gegenüberstehende Thüren haben, so dass wenigstens die eine, vom Winde abgekehrte, in der Regel offen gelassen werden kann. (Vorgeschrieben für Auswandererschiffe im Vertragsentwurf § 5, New-York l. c. § 3, P. A. § 26.) Weitere wichtige Luftzugänge können eröffnet werden, namentlich auf den grösseren eisernen Schiffen, durch einander gegenüberliegende Reihen von Seitenlichtern und durch einzelne einfallende Lichter mit verstellbaren Fenstern, welche wenigstens bei ruhigem Wetter geöffnet bleiben. Doch gehen viele dieser Vortheile wieder verloren, wenn über dem Zwischendeck noch grosse Halbdecks oder ein Spardeck belegen sind, wo dann höchstens durch die Seitenlichter unter günstigen Umständen freie Aussenluft auf direktem Wege eintreten kann.

Wesentlich besser gestellt sind alle über dem Hauptdeck, also ausserhalb des eigentlichen Schiffsraumes gelegenen Theile, die Deckhäuser, Halbdecks oder das Spardeck (auf Kriegsschiffen die Batterie), da sie höher über dem Wasser liegen und die Sicherheit des Schiffes weniger davon abhängt, ob hier alles dicht schliesst, weshalb durch Seiten- und Oberfenster und Thüren (Kanonenluken) ein nur selten unterbrochener Luftzutritt möglich wird. Namentlich wenn das Schiff quer oder schräg zum Winde liegt, können diese Räume daher in ausgiebigster Weise ventilirt werden, falls nicht Scheidewände hindernd dazwischen treten.

Weitere indirekte Hülfsmittel zur Luftzufuhr, namentlich in das Zwischendeck, sind die Segel, Deckhäuser u. s. w., von denen der Wind zu den Niedergängen hinabgleitet, wie auch die gegen den Wind oder auf fahrenden Dampfschiffen die gegen das Vorderende des Schiffes gekehrten offenen Thüren und Kappen der Niedergänge, welche den Wind direkt auffangen und in das Innere leiten.

Bei solcher Sachlage muss für alle unter dem Hauptdeck gelegenen Schiffsräume in besonderer Weise für Luftzufuhr gesorgt werden. Das geschieht allgemein durch röhrenförmige Apparate, welche über Deck den Wind auffangen und bis zu beliebigen Stellen und Tiefen des Schiffes hinableiten. Die einfachsten Apparate der Art sind die Windsäcke und Windsegel, in der Takellage aufgehängte Schläuche aus Segeltuch, welche über Deck seitlich gegen den Wind geöffnet sind und durch die Luken in das Innere des Schiffes hinabhängen. Da sie durch die Luken eingeführt werden müssen, können sie fast nur im Hafen benutzt werden und verwerthet man sie dort namentlich zur Lüftung und Auftrocknung der Last und des Kielraumes.

Für die Ventilation auf See dienen die Ventilatoren, verschieden — bis zu 2 Fuss Durchmesser — weite Röhren aus Metallblech, welche als ständige Bestandtheile des Schiffes durch nur für sie bestimmte Löcher des Decks hindurch gehen und über Deck nach rechtwinkliger Umbiegung mit trompetenartig erweiterter Oeffnung enden, während sie sich unter Deck je nach dem zu ventilirenden Raume in wechselnder Tiefe fortsetzen. Der über Deck gelegene Theil muss die Brüstung des Schiffes überragen, damit die Luft wirklich ungehindert zutreten kann und muss ferner um seine Längsachse drehbar sein, so dass die Mündung jeder Windrichtung zu- oder von derselben abgewandt werden kann. In ersterem Falle, wenn ihre Oeffnung dem Winde, oder richtiger der aus Wind- und Fahrrichtung komponirten Luftströmung zugekehrt ist, fangen sie die Luft auf und leiten sie in das Schiffsinnere hinab wie die Windsäcke und Windsegel. — Doch wird alle Luftzufuhr illusorisch, wenn nicht in gleichem Maasse für Luftabfuhr gesorgt wird, eine elementare Regel der Physik, welche indessen auf Schiffen nicht allgemein bekannt ist. Sind die Luken und Niedergänge oder Seiten- und Oberlichter geöffnet, so dass auf diesem Wege die Luft austreten kann, oder soll die zugeführte Luft durch die Kesselfeuer blasen und zum Schornsteine ziehen, dann allerdings ist kaum mehr zu thun, als Luft zuzuführen, so viel man nur kann. Anders aber steht es mit der Last, der Proviantkammer, mit dem Zwischendeck bei Sturm und Regen, wenn alle sonstigen Auswege der Luft versperrt sind. Unter solchen Umständen alle Ventilatoren gegen den Wind drehen, wie es noch vielfach geschieht, heisst garnichts thun. Vielmehr muss man die Hälfte derselben vom Winde abdrehen, damit hier eben so viel Luft entweiche, als zu den anderen eindringt. Dann erst ist eine regelmässige Luftströmung und Lufterneuerung im Innern erreicht. Daher muss jeder Raum, der gesondert ventilirt werden soll, mindestens zwei Ventilatoren haben. Dabei muss zur Beförderung der Luftabfuhr die »saugende« Kraft des Windes noch viel mehr benutzt werden, als es üblich zu sein pflegt. Das geschieht schon an den gewöhnlichen, vom Winde abgedrehten Ventilatoren, und wird noch in viel höherem Grade erreicht

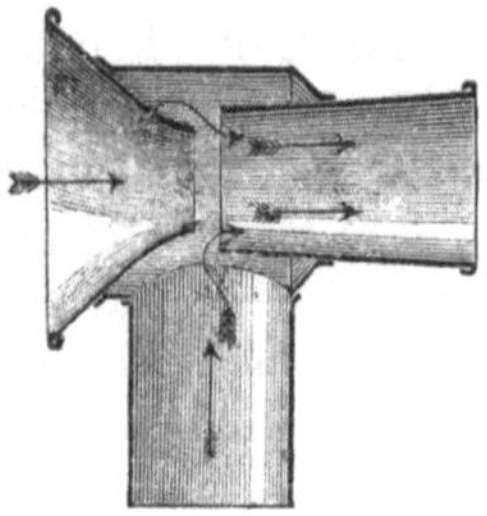

durch den in den letzten Jahren vielfach zur Anwendung gebrachten Viehoff-Voss'schen Patentventilator, dessen Kopf nebenstehend abgebildet ist. Derselbe wird mit seiner weiten Oeffnung gegen den Wind gedreht, welcher dann quer durch den horizontalen Theil des Apparates hindurchweht und dabei durch das vertikale Rohr die Luft aus dem Schiffsinneren aufsaugt, wie das in der Zeichnung durch die Pfeile angedeutet ist. Auf Dampfern, auf welchen die Hauptluftströmung in der Regel mehr oder minder der Fahrrichtung des Schiffes entgegengesetzt ist, pflegt man ein für alle Mal die gewöhnlichen, Luft aufnehmenden Ventilatoren an das vordere Ende des Schiffes und diesen, zur Luftabfuhr bestimmten Apparat an das hintere Schiffsende zu setzen.

Für die Vertheilung und Ausnutzung der zugeführten Luft, namentlich im Zwischendeck, sind folgende Punkte zu beachten.

Natürlich geht der Luftwechsel im Schiffe um so besser von Statten, je weniger Hindernisse sich demselben entgegenstellen. Aus dem Grunde ist es nach einzelnen Auswanderergesetzen (Bremen, Vertragsentwurf) vorgeschrieben, dass die Scheidewände zwischen den früher erwähnten drei Abtheilungen des Zwischendecks nicht bis unter das darüberliegende Deck gehen, sondern einen 1 Fuss breiten Raum freilassen zum Durchtreten des Ventilationsstromes, eine Vorschrift, welche allerdings bei Verwendung der eisernen Schotten zu den Scheidewänden unausführbar wird.

Aus derselben Rücksicht werden auf den für die Tropen bestimmten Passagierschiffen statt der Scheidewände Vorhänge verwendet, und die Thüren in durchbrochener Arbeit ausgeführt. Doch wird durch alle solche Vorkehrungen die allgemeine Regel für jede Schiffsventilation nicht aufgehoben, dass man für jeden Raum für gesonderte Ventilation sorgen solle. Damit soll nicht nur jedem Raume unter allen Umständen die nöthige Luftzufuhr gesichert, sondern auch verhindert werden, dass nicht die Luft aus dem Kielraume, der Last und aus der Proviantkammer durch Vermittelung der Ventilatoren etwa zu den bewohnten Räumen oder auch nur aus einer Kajüte in die andere geführt werde.

Womöglich soll die Luft an entfernt von einander gelegenen Stellen zu- und abgeführt werden, damit ein möglichst grosser Bereich des Raumes auch wirklich in den Luftwechsel hineingezogen werde. Für denselben Zweck ist auch von mehreren Ventilatorenpaaren von kleinem Kaliber mehr zu erwarten als von einem Paare mit grossem Kaliber, wenn auch dessen Querschnitt nicht hinter der Summe der Querschnitte der anderen zurückbleibt.

Ferner soll die frische Luft nahe am Fussboden des Decks eintreten und unter der Decke abgeführt werden. Zu dem Ende empfiehlt es sich, alle Ventilatoren bis auf den Boden des zu ventilirenden Decks hinabzuführen und ihnen innerhalb des Decks sowohl unten wie oben seitliche verschliessbare Oeffnungen zu geben. Soll Luft zugeführt werden, dann müssen, nachdem der Ventilator gegen den Wind gedreht worden, die oberen Oeffnungen geschlossen und die unteren geöffnet sein, während zur Abfuhr der Luft umgekehrt verfahren wird, indem man die unteren Oeffnungen schliesst, die oberen öffnet und den Ventilatorenkopf vom Winde abdreht, So kann jeder Ventilator leicht zu beiden Verwendungen hergerichtet werden.

Bei solchem Verfahren erreicht man es auch, dass die kalte Luft oder Regen nicht direkt auf die Passagiere hinabfallen, worüber unter anderer Anordnung oft gerechte und bittere Klage geführt wird. Doch kann auch so noch ein lästiger Zug entstehen, der in rauher, kalter Jahreszeit kaum zu ertragen ist, weshalb man auf Auswandererschiffen mit Gegenmaassregeln der Passagiere viel zu kämpfen hat; die Ventilatoren werden vom Winde abgedreht oder ganze Bettkissen in die Ausströmungs - Oeffnungen hineingestopft. Zur Abhülfe hat man vielerlei versucht: man hat den Röhren unter Deck einen gebogenen Verlauf gegeben, den Querschnitt des Rohres bis zum Austritte steigend erweitert, um damit die Geschwindigkeit des Luftstromes zu verringern, Drahtnetze vor den Oeffnungen angebracht oder feste Gegenstände denselben nahe gegenüber aufgestellt, welche den Strom zertheilen sollen. Auf anderen Schiffen hat man das Ventilationsrohr sich in mehrere Aeste verzweigen lassen, welche in geeigneter Vertheilung an verschiedenen Stellen durch vielfache kleine Löcher die Luft austreten lassen (*Herwig* l. c.); doch ist noch keiner dieser Versuche recht befriedigend ausgefallen. Bei der ausserordentlich grossen Wichtigkeit einer guten Ventilation des von Menschen dicht bewohnten Zwischendecks und der ohne Zweifel ganz bedeutenden Belästigung durch den kalten Ventilationsstrom in rauher Jahreszeit, in welcher gerade die Auswanderung am stärksten zu sein pflegt, dürfte es wohl des Versuches und der Kosten werth sein, die zuströmende Luft vorzuwärmen, etwa durch in den Ventilatoren angebrachte Röhrenspiralen, durch welche heisser Dampf strömt oder auf irgend eine andere Weise. Jedenfalls sollte das Zwischendeck im Winter geheizt werden, wie das auf dem neuen Bremer Lloyd-Dampfer »Elbe« auf Deutschen Schiffen zuerst eingerichtet ist.

Die frische Luft soll durch die dem Winde zunächst gelegenen Ventilatoren zugeführt, die unreine durch die vom Winde zufernst gelegenen abgeführt werden, so dass der Ventilationsstrom in derselben Richtung durch das Schiff geht, wie die aussen herrschende Luftströmung. Dann können vom Deck stammende Luftverunreinigungen wie Schornsteinrauch, Gerüche von der Kombüse, den Viehställen u. s. w. nie in das Innere des Schiffes gelangen, und bleiben gleichzeitig die auf Deck sich aufhaltenden Menschen von der aus den Ventilatoren strömenden schlechten Innenluft verschont, was beides nie vermieden würde bei umgekehrtem Verfahren, wie es *Pearse* vorgeschlagen hat (Notes on ventilation on ship board. Mercantile Marine Magazine Vol. XV, London 1868 p. 68). Dieser Vorschlag gründet sich auf die richtige, auch von Anderen vielfach bestätigte Beobachtung, dass in den dem Winde zunächst gelegenen Theilen des Schiffes die unreine, durch höhere Temperatur und übleren Geruch kenntliche Innenluft des Schiffes sich anhäuft und dass dieses Verhältniss mit Drehung des Windes sich gleichfalls dreht, woraus er schliesst, dass im Inneren des Schiffes eine dem Winde entgegengesetzte Luftströmung herrsche, welche er bei der Ventilation ausnutzen will, indem er durch die oben erwähnte Anordnung der Ventilatoren diesen vorhandenen Luftstrom noch zu verstärken sucht. Es ist jedoch fraglich, ob jenes Phänomen nicht einfach durch Bildung todter Ecken in Folge der Ventilation selbst zu Stande komme, weshalb die oben empfohlene Methode vorzuziehen sein dürfte, so lange nicht dringendere Gründe für *Pearse's* Vorschlag sprechen. (Vergl. *Reincke* l. c. S. 66.)

Zum Beweise für seine Ansicht theilt *Pearse* folgende Beobachtungen mit, welche er im Jahre 1862 auf dem eisernen Schiffe »Accrington« machte, das mit 440 Auswanderern nach Melbourne ging.

11. Temperatur-Beobachtungen im Zwischendeck nach *Pearse*.

No.	Ort des Schiffes	Datum	Stunde	Temperatur im Zwischendeck			
				Hinten	In der Mitte	Vorn	
1	22° S.	.	.	70° F. (21,1° C.)	.	74° F. (23,3° C.)	Dicht am Winde, über Backbord Halsen. Man fühlte deutlich die warme verdorbene Luft zum vordern Luvskylight herausströmen.
2	28° S.	.	7 a. m.	66 (18,8)	69 (20,5)	72 (22,2)	Wind ungefähr quer. Ausströmen vorne.
3	40° S.	22. Juli	7 »	50 (10)	53 (10,6)	57 (13,9)	Dicht am Winde. Luken und Skylights fest geschlossen.
4	40° S.	27. »	7 »	58 (14,4)	.	66 (18,8)	Dicht am Winde.
5		30. »	10 »	68 (20)	67 (19,4)	58 (14,4)	Heftiger Sturm, gerade von hinten. Lenzen.
6	44° S.	10. Aug.	10 »	64 (17,7)	63 (17,2)	54 (12,2)	Heftiger Sturm. Lenzen, alle Luken u. s. w. fest geschlossen. Gewaltiger Zug durch den vorderen Niedergang nach unten.
7	44° S.	18. »	10 p. m.	55½ (13,0)	60 (15,5)	63 (17,2)	Dicht am Winde. Alle Luken u. s w. fast ganz geschlossen.
8	do.	19. »	10 »	56 (13,3)	.	63 (17,2)	Dicht am Winde.
	do.	20. »	7 a. m.	63 (17,2)	.	57 (13,9)	Die Raaen quer. Lenzen.

In Uebereinstimmung mit diesen Beobachtungen sagte mir ein Kapitain, den ich nach diesen Verhältnissen fragte, »der Steam im Schiffe geht immer gegen den Wind«, ein anderer: »In den zunächst am Winde gelegenen Schiffstheilen stinkt es am meisten.« Da auf fahrenden Dampfschiffen die Luftströmung in der Regel von vorne kommt, pflegen hier die vordersten. Schiffstheile die unreinste und wärmste Luft zu haben. Derartige Beobachtungen in St. S.-B. 1874—75 S. 81; 1875—76 S. 36; 1876—77 S. 43, wo auch die meiner Meinung nach richtige Erklärung gegeben ist, dass sich im hinteren Theile des Zwischendecks die Ventilation wirksamer herstellen lasse.

Man hat es versucht durch theoretische Berechnung festzustellen, welchen Durchmesser die Ventilatoren haben müssten, um in gegebener Zeit pr. Kubikmeter Inhalt des zu ventilirenden Raumes, resp. pr. Kopf der Insassen ein bestimmtes Luftquantum zuzuführen. Indessen sind alle derartigen Bemühungen als aussichtslos zu betrachten, da der wichtigste Faktor in der Berechnung, die Stärke des Windes resp. die aus Stärke des Windes und Fahrgeschwindigkeit des Schiffes komponirte Stärke der Luftströmung, von sehr wechselnder Grösse ist. Man kann nur Minimaldurchmesser im Verhältnisse zur Ventilationsaufgabe feststellen, welche unter Annahme einer mittleren Stärke des Windes berechnet sind. Bei stärkerem Winde kann der Effekt dann immer dadurch gemildert und regulirt werden, dass man die Mündungen der die Luft aufnehmenden Ventilatoren bis zu einem gewissen Grade vom Winde abdreht, so dass sie dem letzteren nur einen Theil ihres Querschnittes bieten. Doch liegen zu einer solchen Berechnung meines Wissens abschliessende Arbeiten nicht vor. (Vgl. *Herwig* l. c. S. 20; St. S.-B. 76—77 S. 61.) Gesetzliche Bestimmungen für Auswandererschiffe finden sich in Bezug auf diesen Punkt nur in New-York (l. c. § 4), wo ein Durchmesser von 12 Zoll auf 200 Passagiere und im Verhältnisse mehr oder weniger vorgeschrieben ist.

In derselben Weise wie die Ventilatoren werden die hohlen eisernen Untermasten zur Ventilation verwerthet, namentlich für die Abfuhr der Luft aus den unteren Parthien der Last. Sollen dieselben gleichzeitig zur Ventilation der höher gelegenen Decks verwendet werden, dann müssen sie durch Scheidewände in getrennte Röhren zerlegt werden, deren jede für ein Deck bestimmt ist. Nach Admiral *Ryder's* Vorschlag wird der innere Hohlraum der Masten zu diesem Zwecke durch radial gestellte Scheidewände in drei Fächer zerlegt, so dass man bei drei Masten neun gesonderte Ventilationswege hat. Zu grossen Erfolg wird man sich indessen von diesem Verfahren nicht versprechen dürfen, da mit Rücksicht auf die Festigkeit der Masten nur sehr kleine Seitenöffnungen in denselben angebracht werden können.

Unter besonders ungünstigen Umständen können alle die geschilderten Ventilations-Einrichtungen ihren Dienst versagen. Heftiger Sturm kann dazu nöthigen, alle Ventilatoren fortzunehmen und die für dieselben bestimmten Oeffnungen im

Deck einfach zu schliessen. Ein Segelschiff kann von Windstille befallen werden, und in ähnliche Lage kann ein Dampfschiff kommen, wenn der Wind gerade von hinten weht. Zur Hülfe in solchen Lagen und zur Ergänzung der gewöhnlichen Ventilation, namentlich auf den vielkammerigen und bevölkerten Kriegs- und Postdampfschiffen, zumal bei Tropenreisen sind vielfache künstliche Ventilationsmethoden ersonnen worden, von denen jedoch bisher keine einen durchschlagenden Vorrang sich erworben hat. Die wichtigsten derselben sollen kurz genannt werden.

Fast alle stimmen darin überein, dass das Hauptgewicht auf Entfernung der unreinen Luft zu legen sei, da die reine Luft in ausreichender Menge von selbst nachströmt, wenn nur die genügende Anzahl von Einlassöffnungen in Form gewöhnlicher Ventilatoren vorhanden ist. Auch spricht der Umstand, dass das Pulsionsverfahren einen verhältnissmässig viel grösseren Aufwand von mechanischer Kraft nothwendig macht und daher immer theurer ist als das Aspirationsverfahren zu Gunsten des letzteren. Für diese Zwecke hat man verzweigte Röhrensysteme verschiedenartigster Anordnung, oft unter Benutzung der hohlen Untermasten und anderer hohler Bautheile, durch das ganze Schiff geführt und die Enden der Verzweigungen mit Oeffnungen zur Aufnahme der unreinen Luft versehen, welche von dort durch irgend eine Kraft zu dem über Deck ausmündenden Stamm oder zu mehreren solchen Stämmen, in welche die Leitungen zusammenfliessen, gesogen wird. Zur Aspiration hat man dabei vor Allem künstliche Wärme benutzt unter mannichfachen Modifikationen: die Wärme der Heerdfeuer in der Kombüse, der Kesselfeuer, des Schornsteinmantels oder eigener Kaloriferen. Auf manchen neueren Schiffen, z. B. den Englischen Truppentransportschiffen, hat man statt dessen die bei der Kondensation von ausströmendem Wasserdampfe entstehende Luftverdünnung verwendet, indem man in den oben erwähnten Stämmen der Rohrleitungen Dampfröhren ausmünden liess. Doch soll der Effekt den Erwartungen nicht entsprochen haben und das beständige Geräusch des ausströmenden Dampfes sehr lästig sein.

Weniger komplicirt als diese Methoden sind die Aspirationen resp. Propulsionen der Luft durch Flügelventilatoren verschiedenster Konstruktion, welche z. B. auf einzelnen Schiffen der Hamburg-Amerikanischen Packetschifffahrt-Gesellschaft zur Ventilation des Zwischendecks in Gebrauch sind. Dort werden sie durch die Hauptmaschine getrieben und saugen die Luft unter der Decke des Zwisckendecks auf, wo ein langer, prismatischer, mit Löchern versehener Kasten hängt, der zum Flügelrade hinführt. Noch einfacher und nur für beschränktere Zwecke verwendbar, z. B. auf Segelschiffen in den Kalmen oder für ganz isolirte Räume auf Kriegsschiffen, wie Arrestzellen, Bombenkammern etc., sind die Apparate, durch welche mittelst Maschinen- resp. Händekraft die Luft einfach ein- und ausgepumpt wird (z. B. der Ventilator von Dr. *Neil Arnott*, abgebildet bei *Parkes* l. c. p. 172; *Herwig* l. c. p. 24; *Roth* & *Lex* l. c. Bd. I. p. 260, oder von *Root (Root's* Blower), wie er auf den Panzerkorvetten »Bayern«, »Sachsen«, »Würtemberg«, »Baden« zur Anwendung kommt *(Gärtner* l. c. p. 373). Von diesen soll der letztere durch die Zahnradübertragungen ein sehr lästiges Geräusch machen.

Höchst sinnreich erdacht ist *Thiers* automatic ship ventilator and bilge pump, welche durch eine im Princip sehr einfache, in der Ausführung aber doch recht komplicirte Vorrichtung die Rollbewegungen des Schiffes als Motor zum Auspumpen unreiner Luft sowohl wie des Bilschwassers benutzt. Ihr haftet jedoch der grosse Mangel an, dass sie bei glatter See und ruhiger Luft, wo man ihrer am meisten bedarf, am wenigsten leistet (abgebildet bei *Senftleben* Sanitätswesen l. c. p. 109; *Fonssagrives* l. c. p. 452; *Macdonald* l. c. p. 110). Ein offenbar ähnlicher, auf dem Deutschen Kriegsschiffe »Rover« versuchter Apparat bewährte sich aus demselben Grunde nicht (St. S.-B. 75—76 S. 75).

Die meisten dieser Methoden haben ihr Hauptaugenmerk auf die tieferen Parthien der Schiffe, die Last, den Kielraum und auf den Innenraum der doppelten Schiffswand (namentlich auf den hölzernen Kriegsschiffen) gerichtet, aus denen die Hauptquellen aller Luftverderbniss stammen, doch wäre es sehr zu wünschen, dass dieselben auch für das Zwischendeck der Auswandererschiffe in immer ausgedehntere Anwendung kämen. Was der Art vorhanden ist, pflegt sich nur auf einen Theil des Zwischendecks zu erstrecken, nicht immer zweckmässig angelegt zu sein oder nur ungern benutzt zu werden, manchmal der Kosten wegen, manchmal aus Vorurtheil.

Ausführliches über die künstlichen Ventilationen mit manchen Abbildungen namentlich bei *Fonssagrives* l. c. p. 419—462; *Macdonald* l. c. p. 51—133; *Senftleben* l. c.; ferner: Ueber die Ventilation der Panzerschiffe, M. V.-Bl. 1872, Beiheft 1 S. 17; *Macdonald*, On the ventilation of ships in relation to naval Hygiene. Stat. Rep. of the Health of the Navy 1867 App. IV.; *Roth & Lex* l. c. Bd. II. S. 474.

4.

Im Vergleich zu den besseren Passagierschiffen und namentlich zu Kriegsschiffen pflegen Frachtschiffe ausserordentlich unsauber zu sein, vornehmlich in Bezug auf das **Logis**, wenn es damit auch bei Deutschen, Holländern und Skandinaviern wesentlich besser bestellt sein mag als bei anderen Nationen. Das Bettzeug kann manchmal recht primitiv sein, eigentliche Bettwäsche fehlt oft ganz; auf Reinigung, regelmässigen Wechsel und Lüftung derselben wird wenig gehalten; was Wunder, wenn dann das ganze Bett, in welches sich der Seemann völlig bekleidet und oft dazu in nassen Kleidern zum Schlafen legt, gar bald in einen wenig erfreulichen Zustand von Feuchtigkeit, Schmutz und üblen Gerüchen geräth. Nicht viel besser steht es mit den Kleidern am Leibe. Das Unterzeug wird selten oder gar nicht gewechselt, nasse Kleider müssen oft genug am Leibe trocknen, im besten Falle werden sie nach dem Ablegen zum Trocknen im Logis aufgehängt, dessen Luft sie mit ihrer Feuchtigkeit und ihren Ausdünstungen erfüllen. In Folge der hygroskopischen Eigenschaften der von den Durchnässungen herrührenden Salzkrystalle bleiben sie feucht, bis ein wohlthätiger Regen sie einmal gründlich auswäscht, in trockenen, heissen Zeiten werden sie von Schweiss durchtränkt. Auch die leibliche Reinlichkeit wird vernachlässigt, besonders leidet die Hautpflege, weshalb sich die Ausdünstungen der Füsse u. s. w. oft recht bemerkbar machen. Grosse Unsauberkeit und Unordnung pflegt ferner zu herrschen in Bezug auf das Essgeschirr und die mancherlei kleinen Habseligkeiten der Leute. Am schlimmsten sieht der Fussboden aus. Er ist sehr feucht von Seewasser, das an den Füssen und mit nassen Kleidern hineingetragen wird, Speisereste und ausgekauter Taback liegen umher, überall hin ist gespuckt.

Welche Luft darnach im Logis herrschen mag, braucht nicht erst ausgemalt zu werden, und zu dem allen widersetzt sich der Seemann noch womöglich jeder Ventilation, sofern sie ihm nur irgendwie Zug bringt.

Eine Besserung ist hier nur sehr allmählich durch Belehrung und durch strenge Disciplin zu erzielen; manche bessere Ausnahmen zeigen zur Genüge, was ein verständiger Kapitän dabei erzielen könne. Auf folgende Punkte ist zur Abhülfe besonderes Gewicht zu legen. Das Logis muss helles Tageslicht haben. Das allein schon fördert den Sinn für grössere Reinlichkeit und ermöglicht es auch nur, dieselbe durchzuführen. Vor jeder Reise sollte es neu angestrichen werden unter Zusatz von etwas Petroleum zur Farbe gegen Ungeziefer. Bei trockenem Wetter müssen die Kleider und das Bettzeug regelmässig auf Deck ausgelüftet werden, mindestens einmal wöchentlich muss der Kapitän persönlich alle Kojen revidiren. Wenn das Wetter es erlaubt, sollte auf Deck gegessen werden, im Logis müssen Spucknäpfe stehen, zum Aufhängen nasser Kleider sollte womöglich ein eigener Raum abgetrennt sein, ein Ofen zum Heizen darf nicht fehlen, auch da nicht, wo die Kombüse neben dem Logis gelegen ist, da die von dort stammende Wärme kaum ausreicht, namentlich nicht zur Bekämpfung der Feuchtigkeit. Eine regelmässige Lüftung des Raumes muss durchgesetzt werden. Das Tragen langer Kopf- und Barthaare (Ungeziefer) darf nicht gestattet werden, auch ist auf regelmässige körperliche Reinigung und auf Zeugwäsche zu halten. Dazu muss von Zeit zu Zeit etwas süsses Wasser verabfolgt werden, da mit Salzwasser nicht gewaschen werden kann und das Zeug nachher nicht ordentlich trocknet; zum mindesten ist darauf zu sehen, dass das Süsswasser vorkommender Regengüsse zu diesem Zwecke ausgenutzt werde. Mit solchem Wasser muss dann auch der Fussboden aufgekehrt werden, um ihn möglichst von Salzen zu befreien, welche ein volles Auftrocknen hindern. In heissen Klimaten müssen die Mannschaften täglich regelmässig auf Deck vollkommen abgespült werden.

Von viel grösserer Bedeutung ist die Sorge für Reinlichkeit auf **Auswandererschiffen.** Auf solchen Schiffen dürfen übelriechende oder der Gesundheit nachtheilige Ladungen, wie Knochen, Felle, getrocknete und gesalzene Häute, Lumpen, Guano, Petroleum, Kohlen oder Vieh garnicht geführt werden, und sollte billiger Weise vor jeder Reise, einerlei, welche Fracht vorher darinnen gewesen ist, eine vollständige Reinigung Statt finden. Zu dem Ende sind namentlich die Last und das Zwischendeck mit Soda oder Seifenlauge unter Zusatz von Karbolsäure oder Chlorkalk auszuwaschen und nachher nnter geöffneten Luken und eingehängten Windsegeln oder Windsäcken möglichst lange aufzutrocknen. Dabei ist vor dem Gebrauche des mit organischen Ueberresten aller Art überfüllten Hafenwassers zu warnen, da dabei viel fäulnissfähige Substanz (vielleicht gar Krankheitskeime) in das Schiff getragen werden kann, die in das Holzwerk sich einsaugt. Dass eine gründliche Reinigung des Kielraumes in der oben besprochenen Weise damit verbunden sein muss, versteht sich von selbst.

Neben den oben genannten Ladungen sind auch feuergefährliche und explosionsfähige Stoffe als Fracht auf Auswandererschiffen verboten. Das Verbot Vieh mitzunehmen, fehlt übrigens in den Deutschen Bestimmungen. (Hamburg, Nachtrags-V. § 7; Bekanntmachung vom 24. Mai 1880; Bremen, V. vom Nov. 1868 § 2, P. A. § 29; 26 u. 27 Vict. c. 51 s. 8; Vertragsentwurf § 16.) In Hamburg besteht auch (Nachtrags-V. § 8; Anordnungen l. c. § 3) eine nähere Anleitung zur Reinigung der Auswandererschiffe mit dreitägiger Lüftung, wenn sie vorher eine übelriechende Ladung geführt haben. Leider sind aber weder Guano- noch

Petroleumgeruch vollständig zu entfernen. Indessen ist der Gebrauch, Schiffe, welche zu solchen Frachten benutzt waren, gelegentlich auch für Passagiertransporte zu verwenden, mit der steigenden Zunahme der Dampfbeförderung und namentlich der regelmässigen Dampfschiffslinien zur Passagierbeförderung sogut wie ganz zum Verschwinden gekommen. Dagegen müssen bei indirekter Auswanderung auf der Fahrt nach England die Auswanderer wie auch die Kajütenpassagiere mit der Nachbarschaft von Vieh noch jetzt oft in reichlichem Maasse fürlieb nehmen, uud stösst auch die Vorschrift, dass das Vieh nicht oberhalb der für die Passagiere bestimmten Räume placirt werden dürfe (Hamburg, Nachtrags-V. § 19 c.) in der Ausführung auf Hindernisse.

Die oben geforderten regelmässigen Reinigungen vor jeder Fahrt finden auf allen transatlantischen Dampfern Statt. Sehr zu wünschen wäre es, dass die Passagierdampfer für die Europäische Fahrt, welche vorgeblich dazu keine Zeit haben, diesem guten Beispiele folgten.

Zur **Reinigung während der Reise** sind — in besonderer Ausdehnung auf Kriegsschiffen — häufige Spülungen mit Seewasser das gebräuchliche Mittel. Doch hat sich dagegen, sofern es sich nicht um das Oberdeck handelt, von Seiten aller Marineärzte eine lebhafte Opposition erhoben, da das Salzwasser nie völlig auftrocknet und daher auf diesem Wege die an sich schon hohe Feuchtigkeit im Schiffe in einer für die Gesundheit sehr bedenklichen Weise erhöht wird. Das gilt in hervorragendem Maasse von Reisen in nördlichen Breiten. Natürlich ist an eine Abhülfe durch Spülungen mit Süsswasser — abgesehen von der Benutzung etwaiger Regengüsse — nicht zu denken und muss man daher so weit wie möglich mit »trockenem« Scheuern auszukommen suchen, wobei unter Benutzung sehr geringer Mengen Wassers oder ganz ohne Wasser die Decks mit Steinen (holy stones) abgerieben, oder nach Ausstreuen von Sand oder ähnlicher Stoffe mit scharfem Besen trocken aufgekehrt werden.

Die letztere Methode ist die speciell für die Zwischendecks der Auswandererschiffe geeignete und soll mindestens zwei Mal täglich angewendet werden. Dabei empfiehlt es sich, den Sand vorher zu erhitzen — am besten durch einen geeigneten Aufbewahrungsort in der Nähe des Heizraums, — um auch auf diesem Wege, ausser durch die früher (S. 46) erwähnte Heizung, zur grösseren Trocknung des Zwischendecks beizutragen, dessen Boden durch an den Stiefeln hinuntergetragenes Wasser vom Oberdeck, durch den Wassergehalt der Exspirationsluft der Passagiere, Ausspucken, Erbrochenes, Uebergiessen von Nacht- und Speisegeschirren beim Schwanken des Schiffes immer feucht gehalten wird. Bei diesen Reinigungen müssen alle Winkel und Ecken neben und unter den Kojen, zwischen dem Gepäck und zwischen den Schiffsrippen besonders berücksichtigt werden, da an diesen Stellen mit Vorliebe aller mögliche Unrath deponirt zu werden pflegt und empfiehlt es sich, damit auch eine

Revision aller Betten vorzunehmen, womöglich nach Entfernung aller Passagiere.

Neben diesen Reinigungen sind auf allen Auswandererschiffen regelmässige Desinfektionen in Gebrauch. Soweit es sich dabei um die Behandlung von Dejektionen aller Art und ähnlicher Objekte handelt, kann man gewiss nur zustimmen; dagegen ist es fraglich, was von den regelmässigen Räucherungen zu halten sei zur Verbesserung der Luft im Zwischendeck. Man will damit erstens die aus der Perspiration, den Evaporationen und anderen Ausdünstungen der Passagiere und der Effekten sowie des Schiffes stammenden Verunreinigungen der Luft beseitigen und zweitens etwaige Infektionskeime tödten, während doch die angewendeten Mittel und die im gewöhnlichen Gange der Dinge, wo keine dringende Seuchengefahr zu ausserordentlichen Maassregeln nöthigt, allein anwendbaren Mittel zu diesen Zwecken offenbar nicht ausreichen, zumal bei der kurzen Dauer der jedesmaligen Einwirkung. Indessen ist diese Frage noch nicht abgeschlossen. Jedenfalls ist der psychische Einfluss der Desinfektionen für die Disciplin auf dem Schiffe nicht ohne Werth, da jeder moderne Mensch seine Gesundheitspflege für vernachlässigt hält, wenn unter Umständen wie sie in einem Zwischendecke herrschen, seiner Nase keine Karbol- oder Chlorgerüche zugeführt werden. Auch bieten die Räucherungen ein willkommenes Hülfsmittel, wirklich alle Passagiere regelmässig auf Deck zu treiben und inzwischen die erwähnten Reinigungen vorzunehmen.

Auf Frachtschiffen wird ein häufig erneuerter Kalkanstrich zur Verbesserung der Luft vielfach angewendet. Für den grossen Luftraum eines Auswandererzwischendecks reicht dieses Mittel aber nicht einmal vorübergehend aus; auch pflegt man dort im Interesse grösserer Sauberkeit jetzt Oelfarbenanstriche zu wählen. Ebenso kann das Aufstellen von Becken mit animalischer Kohle mit Rücksicht auf die Grösse des Raumes keinen wesentlichen Nutzen gewähren und höchstens für das Hospital in Frage kommen. Bei den meisten Räucherungen mit Theerdämpfen, Wachholderbeeren, Weinessig etc. handelt es sich zum grossen Theil um Verdecken eines Geruches durch den anderen und sind manche dieser Proceduren auch wegen ihrer Feuergefährlichkeit bedenklich (Brand der «Austria»). Das letztere Bedenken kehrt sich auch gegen die Entwickelung schwefliger Säure (durch Verbrennen von Schwefel), welche ebenso wie die salpetrige Säure (zu gewinnen durch Einlegen von Kupferspänen in verdünnte Salpetersäure) oder Chlor (durch Begiessen von Chlorkalk mit Salzsäure) auch um deswillen nur unter besonderen Umständen verwendet werden können, als eine recht lange Zeit der Lüftung vergehen muss, ehe man nach Vollendung der Desinfektion die Passagiere (kleine Kinder und Säuglinge) in den Raum wieder hinein lassen kann. Solche Schwierigkeiten fallen bei Anwendung der Karbolsäure weg, welche man am besten in Form trockener Präparate, als karbolsauren Kalk oder in einer anderen der vielfachen käuflichen Mischungen in Pulverform regelmässig auf den Boden ausstreut, wobei zum wenigsten eine

Desinfektion dieses Bodens erreicht werden kann. Das zu diesem Zwecke namentlich auf Englischen Schiffen gebräuchliche *M'Dougall*'sche Pulver besteht aus 33 % karbolsaurem Kalk und 59 % schwefligsaurer Magnesia, gemischt mit Theerprodukten. Das Mittel kann sowohl in Lösung zum Besprengen als auch als Pulver mittelst einer Streubüchse gebraucht werden. (*Roth & Lex* l. c. I. p. 530.)

Wichtiger als alle Desinfektionen ist die Sorge dafür, dass keine Unreinigkeiten und Schädlichkeiten in das Schiff und in das Zwischendeck hineingelangen und dass im Deck selbst entstandene Verunreinigungen und Schädlichkeiten rasch möglichst wieder entfernt werden. Zu dem Ende sind namentlich folgende Forderungen zu stellen:

Es sollte nicht gestattet sein, dass die Passagiere andere als neue Betten (Strohsäcke) mit in das Schiff bringen; am besten wäre es, wenn die Rhedereien selbst solche lieferten, da die von den Auswanderern beschafften oft verdorbenes Material enthalten oder auch bei nassem Wetter feucht an Bord gebracht werden. Seit diesem Frühjahre (1881) werden auf den Schiffen des Norddeutschen Lloyd denn auch jedem Auswanderer Strohsack und Kopfkeil geliefert. Aus demselben Gesichtspunkte muss möglichste Sorgfalt darauf verwendet werden, dass die Effekten der Passagiere ohne vorherige Durchnässung an Bord kommen, und dass der im Zwischendeck zugelassene Theil derselben ein möglichst kleiner sei; halb zerlumptes Zeug, wie es manche Auswanderer (Polnische) mit sich führen, wird am besten ganz abgewiesen. — Von sehr hohem Werthe wäre es, wenn eine vorgängige leibliche Reinigung aller Auswanderer vor dem Betreten des Schiffes durch ein Bad unter gleichzeitiger Behandlung ihrer Kleidung in einer Hitzkammer oder durch künstliche Lüftung, nebst Räuchern, eventuell Desinfektion der Effekten erreicht werden könnte. Jeder Arzt weiss ja zur Genüge, wie die Luft eines ganzen Zimmers verpestet werden kann, wenn man einen Patienten der unteren Stände nur einige Kleidungsstücke behufs Vornahme einer ärztlichen Untersuchung ablegen lässt. Und nun denke man sich ein enges Zwischendeck von Hunderten solcher Leute auf längere Zeit bewohnt. Was während der Reisezeit an riechenden schädlichen Substanzen u. s. w. von den Menschen unvermeidlich producirt wird, ist wahrlich an sich schon genug, um nicht mit aller Energie wenigstens alle alten aufgespeicherten Vorräthe davon, welche an den Leibern (Füssen, Achselhöhlen, Bart- und Haupthaaren u. s. w.) und an den Kleidungsstücken haften, auszuschliessen. Schon mit Rücksicht auf Ungeziefer wäre eine solche vorgängige Reinigung von erheblicher Bedeutung. — Auf dem Schiffe selbst ist alles was irgend zur Verunreinigung der Luft beitragen kann, möglichst auf Deck zu drängen, die Abtritte, das Bettlüften, die Reinigungen der Nacht-, Wasch- und Essgeschirre, die leiblichen Reinigungen und das Haarmachen, die Zeugwäsche und das Zeugtrocknen, und ist gleichzeitig darauf zu halten, dass alle die genannten Reinigungen des Leibes, der Betten, Geschirre, Kleidungsstücke und Effekten auch wirklich und regelmässig Statt finden. Bei gutem Wetter sollen auch die Mahlzeiten auf Deck eingenommen werden, und müssen im Zwischendecke Tische vorhanden sein, an denen bei schlechtem Wetter gegessen wird, da sonst die Speisen in den Kojen verzehrt und zum Theil verschüttet werden. Diese letztere Vorschrift ist auf den Deutschen Schiffen nicht vollständig durchgeführt. Nachtgeschirre dürfen überhaupt nur für Kinder zulässig sein, und müssen nach der Benutzung rasch ausgetragen werden, wie auch die Geschirre mit dem Erbrochenen von Seekranken. — In reichlicher Menge muss Süsswasser zur Leibes- und Zeugwäsche verabfolgt werden, namentlich an die Familien mit vielen kleinen Kindern und Säuglingen. Zum Waschen müssen geräumige Waschhäuser vorhanden sein. Für längere Reisen, namentlich durch die Tropen, sind auch Badegelegenheiten für die Zwischendeckspassagiere nicht zu entbehren, wenigstens für die Weiber. Die Männer können zur Noth Morgens auf Deck am ganzen Körper abgespült werden.

Um alle diese kurz aufgezählten Anforderungen an Ordnung und Reinlichkeit zu erreichen, sind genaue Instruktionen und fast militärische Organisationen für alle Details des täglichen Schiffslebens nothwendig. Ein beachtenswerther Entwurf dazu findet sich bei *Turner* (l. c. p. 32). Die in ihrer drastischen Wirklichkeit kaum zu übertreibenden Zustände im gefüllten Zwischendecke selbst der besteingerichteten Auswandererschiffe während der ersten Tage allgemeiner Seekrankheit oder bei Sturm und Regen sind so oft geschildert worden, dass eine Wiederholung hier nicht nöthig erscheint. Aber auch nach eingetretener Gewöhnung an das Seeleben und bei ruhigem Wetter vereinigen sich noch immer Indolenz, Unverstand und böser Wille zu so vielen Uebertretungen der einfachsten Pflichten der Sauberkeit und des Anstandes, dass es aller Energie bedarf, hier die nöthige Ordnung zu halten. Deshalb müssen die Officiere und vor allem der Arzt auf jede Kleinigkeit dieses Dienstes ihr Augenmerk richten und überall kontrolliren.

Die **Abtritte** sollen wie gesagt nie im Zwischendeck liegen, am liebsten auf Deck, eventuell im Spardeck. Bei der Lage auf Deck müssen dieselben über beide Schiffsseiten vertheilt sein, da bei starkem Winde die an der Luvseite gelegenen unbenutzbar werden können. Ferner müssen dieselben nicht nur nach Geschlechtern getrennt, sondern auch möglichst nach den verschiedenen Zwischendecksabtheilungen vertheilt, deren Eingängen nahe gelegt und bequem zu erreichen sein, zumal wenn der Weg dahin unbedeckt ist, da sonst alle möglichen anderen unzulässigen Gelegenheiten benutzt werden. Die Einrichtung selbst muss möglichst einfach sein, was bei den Verhältnissen eines Schiffes ja auch nicht die geringsten Bedenken und Schwierigkeiten hat. Auf allen Schiffen sind zur Spülung höher gelegene Reservoirs vorhanden, die durch Hand- oder Dampfpumpen mit Seewasser gefüllt werden. Die Entleerung der Abtritte erfolgt entweder direkt nach aussen oder durch Fallröhren, welche ausserhalb der Schiffswand liegen und erst dicht über dem Niveau des Wassers ausmünden. Dabei bleibt an der Aussenwand des Schiffes oder in den Röhren leicht Koth haften, der namentlich in heissen Gegenden zur Quelle von Luftverderbniss werden kann. Dann müssen neben der Spülung Desinfektionen und namentlich mechanische Reinigungen angewandt werden.

Alle Auswanderergesetze fordern mindestens 2 Privets und bei einer Passagierzahl von mehr als 100 Köpfen mehr nach verschiedener Steigerung: Hamburg für jede 50 Personen mehr 1, Bremen bei mehr als 100 Passagiere 4, bei mehr als 200 Passagiere 6, dann aber nur für je 100 Personen mehr ein neues. P.-A. und der Vertragsentwurf schreiben für jede 100 Personen mehr 2, resp. für jede 50 Personen mehr 1 vor, setzen dabei aber eine Maximalzahl von 12 resp. 8 Privets fest. Auch bestimmen die beiden letzteren Gesetze ausdrücklich einzelne derselben zum ausschliesslichen Gebrauche für Weiber und Kinder. Nach diesen beiden Gesetzen sind auch Klosets im Zwischendecke zulässig. Die beigefügte Bestimmung, dass solche Klosets nicht näher als 9 Zoll (!) von der nächsten Koje errichtet werden dürfen, klingt fast wie Ironie (P.-A. § 21. 25, Vertragsentwurf § 3. 13).

Auf kleineren Kauffahrteischiffen pflegt jeder Abtritt zu fehlen, auf Kriegsschiffen befinden sich dieselben in einfachster Form in der Gallion. Neuere Kauffahrteischiffe, selbst Segelschiffe, haben dagegen 2 Klosets, vorn jederseits vor der Back mit Spülung aus einem höher stehenden Reservoir. Unter den Ausflüssen kann man Bretter längs der Schiffswand herabhängen lassen, an denen der Koth haften bleibt. Sie sind leichter zu reinigen, als die auf der Fahrt wenig zugängige Aussenwand des Schiffes.

Manche der aufgezählten Anforderungen an die Reinlichkeit mögen sehr weitgehend und schwer ausführbar erscheinen. Sie sind aber gering gegenüber den Kalamitäten irgend eines grösseren Seuchenausbruches im Zwischendeck und wenig kostspielig gegenüber den Einbussen, welche Rhedereien an ihrem Rufe und an ihrer Kundschaft erleiden können, wenn eine gehäufte Zahl von

Todesfällen oder auch nur von Erkrankungen während der Reise mit der Beschaffenheit des Zwischendecks in Bezug auf Lüftung und Reinlichkeit in Zusammenhang gebracht werden sollte.

5.

An dieser Stelle fügen sich passend einige resumirende Bemerkungen ein über die hygienischen Vortheile und Nachtheile der Holzschiffe gegenüber den eisernen Schiffen, sowie der Segelschiffe gegenüber den Dampfschiffen.

Die Holzschiffe haben den grossen Vorzug, dass sie schlechte Wärmeleiter sind, weshalb sich die Temperatur in ihrem Inneren unter den wechselnden Klimaten einer grossen Gleichmässigkeit erfreut, während eiserne Schiffe in den Polargegenden nur einen geringen Schutz gegen die Kälte gewähren und unter den Tropen zu wahren Gluthöfen werden. Auch führt diese Eigenschaft des Eisens, so rasch der Temperatur der umgebenden Medien zu folgen, dazu, dass in kühlen Nächten, bei abkühlenden Regengüssen u. s. w. die Feuchtigkeit der Schiffsatmosphäre in flüssiger Form an den Innenwänden sich niederschlägt, wodurch eiserne Schiffe noch viel feuchter werden können als hölzerne, wenn nicht durch Holzverkleidungen im Inneren oder durch energische Ventilation dieser Missstand gemildert wird. (Vergl. übrigens: Beitrag zur Kenntniss der Wärmeverhältnisse in den innern Räumen der eisernen Schiffe im Vergleich mit denen der Holzschiffe, M. V.-Bl. 1878 Beiheft No. 23 S. 35, wonach bei direkten Beobachtungen geringere Differenzen gefunden wurden, als in der Regel angenommen wird.) Wie die Wärme wird weiter auch der Schall auf eisernen Schiffen besser geleitet, weshalb sie lauter zu sein pflegen als Holzschiffe. Ferner ist es auf eisernen Schiffen wegen der durchgehenden Schotten, welche das Schiff in mehrfache getrennte Abtheilungen zerlegen, schwieriger eine durchgehende Ventilation herzustellen. Dagegen übertreffen dieselben die Holzschiffe ganz bedeutend dadurch, dass die Hauptmasse ihres Körpers aus nicht fäulnissfähiger Substanz besteht, welche sich auch nicht mit den Fäulnissprodukten des Bilschwassers durchtränken kann, und dass der Kielraum mit der nöthigen Sorgfalt wirklich rein zu halten ist. Auch gestattet der Eisenbau das Einsetzen zahlreicher Seitenlichter, wodurch namentlich dem Zwischendecke viel mehr Licht und bei ruhigem Wetter auch mehr Luft gewährt werden kann, als auf Holzschiffen.

Alle diese Eigenschaften der eisernen Schiffe kommen auch den Dampfschiffen zu, da von hölzernen Dampfschiffen, welche ausserhalb der Kriegsmarine kaum noch vorkommen, hier wohl abgesehen werden kann. Damit verbinden sie den ganz entscheidenden Vorzug der ungleich schnelleren Reisen, wodurch alle die unvermeidlichen Schädlichkeiten des Seelebens ganz erheblich abgekürzt, alle Nöthe, wie sie Segelschiffen z. B. in den Kalmen begegnen können, ausgeschlossen werden. Ein Blick auf Tabelle 7 (S. 8—11) lässt in schlagendster Weise den hohen Werth dieser Verkürzung der Seereisen erkennen. Trotzdem erfreuen sich die Dampfschiffe bei den Schiffshygienikern keines besonderen Rufes und zwar aus folgenden Gründen.

Durch die Maschinen, Kessel und Kohlenräume wird ein sehr grosser Theil des Raumes eingenommen, weshalb mit dem übrig bleibenden Platze eine viel grössere Oekonomie getrieben wird, als auf anderen Schiffen. In derselben Richtung wirken die höheren Kosten des Dampfschiffes und das erforderliche grössere Personal. Daher sind die Räume für die Menschen wesentlich beschränkter, und in der Regel Dampfschiffe viel überfüllter als Segelschiffe. Ferner pflegt der Zustand des Bilschwassers auf Dampfschiffen ein schlechterer zu sein als auf eisernen Segelschiffen durch Beimischung von Oelen und Fetten aus der Maschine. Auch dient die Fülle von Wasser, welche dem Kielraume zugeleitet wird, (die Wasser zum Kühlen der Wellenlager, ausgelassenes Kesselwasser, Wasser aus dem Eiskeller u. s. w.) nicht unwesentlich zur Erhöhung der Feuchtigkeit. Daran schliesst sich die fortdauernde erhöhte Wärme durch die Kesselfeuer, welche in Verbindung mit der grösseren Feuchtigkeit allen möglichen Fäulnissprocessen in der Ladung, dem Proviante und dem Bilschwasser Vorschub leistet. Auch haften den Dampfschiffen als unvermeidliche Unannehmlichkeiten der Geruch nach Kohlen und Maschinenfetten, der Schornsteinrauch auf Deck und das beständige Zittern vom Gange der Maschine an. Manchmal kann auch der Kohlenstaub im Inneren des Schiffes sehr lästig werden, in einzelnen Fällen strömen der Gesundheit schädliche Gase aus den Kohlenbunkern. Ferner hat man die Dampfschiffe angeklagt, dass sie schwerer zu ventiliren seien als Segelschiffe, und wohl mit Grund, so lange man Räder zum Treiben benutzte, da in diesem Falle das Schiff durch die Maschine in zwei absolut getrennte Hälften zerlegt wurde, während dieser Vorwurf jetzt bei den Schraubenschiffen im wesentlichen hinfällig wird, da hier beiderseits von der Maschine und von den Kesselräumen freie Passagen durch die Decks offen bleiben, sofern nicht die Schotten, welche nicht allein den Dampfschiffen eigenthümlich sind, unterbrechend dazwischen treten. Uebrigens hat man schon gelernt, auch die übrigen oben erwähnten Mängel der Dampfschiffe einzuschränken und werden ohne Zweifel in dieser Richtung noch fernere Fortschritte gemacht werden. Doch wird auch manches kaum einer Aenderung fähig sein, namentlich nicht das Loos der Heizer, deren Erkrankungen für die erhöhte Morbidität unter den Mannschaften auf Dampfschiffen schon jetzt den entscheidenden Ausschlag geben. (Vgl. namentlich *Le Roy de Méricourt* und *Faber* l. c. Näheres über den Bau und die Konstruktion hölzerner und eiserner Kriegs-Schiffe bei *Macdonald* l. c. p. 9—44; desgl. über Handelsschiffe bei *Reincke* l. c. p. 51—60.)

12. Die Deutschen Seeschiffe über 50 cbm. (17,65 Registertons) **nach dem Material.**

Bestand am 1. Januar	von Eisen		von Holz		von Eisen		von Holz	
	Zahl	%	Zahl	%	Registertons	%	Registertons	%
1. Segelschiffe.								
1873	38	0,9	4,273	99,1	24,363	2,8	845,274	97,2
1874	40	0,9	4,202	99,1	25,174	3,0	840,918	97,0
1875	51	1,2	4,252	98,8	29,717	3,3	848,668	97,7
1876	63	1,4	4,363	98,6	37,626	4,2	863,687	95,8
1877	71	1,6	4,420	98,4	42,391	4,6	880,313	95,4
1878	84	1,9	4,385	98,1	52,875	5,7	881,681	94,3
1879	98	2,2	4,355	97,6	66,078	7,0	883,389	93,0
1880	112	2,5	4,391	99,7	73,464	7,5	901,479	92,8
1881	116	2,7	4,130	97,3	76,982	7,7	888,785	92,3
2. Dampfschiffe.								
1873	205	94,6	11	5,1	128,360	99,1	1,161	0,9
1874	236	93,3	17	6,7	165,398	98,7	2,235	1,3
1875	280	93,7	19	6,4	187,748	98,8	2,250	1,2
1876	300	94,0	19	6,0	181,262	98,7	2,307	1,3
1877	302	95,0	16	5,0	179,208	99,0	1,738	1,0
1878	322	95,8	14	4,2	181,922	99,2	1,457	0,8
1879	336	95,7	15	4,3	178,135	99,2	1,527	0,8
1880	358	95,8	16	9,1	194,796	99,2	1,547	0,8
1881	397	95,9	17	4,1	214,168	99,2	1,590	0,8
3. Seeschiffe überhaupt.								
1873	243	5,3	4,284	94,7	152,723	15,2	846,435	84,8
1874	276	6,1	4,219	93,9	190,572	18,4	843,153	81,6
1875	331	7,2	4,271	92,8	217,465	20,3	850,918	79,7
1876	363	7,7	4,382	92,3	218,888	20,2	865,994	79,8
1877	373	7,8	4,436	92,2	221,599	20,0	882,051	80,0
1878	406	8,4	4,399	91,6	234,797	21,0	883,138	79,0
1879	434	9,0	4,370	91,0	244,213	21,6	884,916	78,4
1880	470	9,4	4,307	90,3	268,260	21,3	903,026	78,7
1881	513	11,0	4,147	89,0	291,150	24,7	890,375	75,5

II. Die Ernährung auf Schiffen.

1.

Wie die Fürsorge für reine Luft auf Schiffen mit besonderen Schwierigkeiten verknüpft ist, so stellen sich einer genügenden Ernährung der Mannschaften und Passagiere nicht minder bedeutende Hindernisse entgegen. Denn nur bei Reisen von sehr kurzer Fahrt kann von einer regelmässigen Verpflegung durch frische Nahrungsmittel, wie wir sie auf dem Lande gewöhnt sind, die Rede sein, während bei jeder irgend grösseren Reise, wenige Tage nach dem Verlassen des Landes, die gewohnten Speisen versiegen und an deren Stelle eine im Wesentlichen aus Konserven bestehende Kost treten muss, durch welche eine ausreichende Ernährung ungleich schwieriger zu bewirken ist. Mögen auch durch die Dampfschifffahrt und bessere Segelanweisungen die Seereisen immer mehr abgekürzt werden, so bleiben doch immer noch Fahrten genug übrig bis zu 100 Tagen Dauer und weit darüber, während deren kein Bissen frischer Kost zu erlangen ist, ganz abgesehen von den Jahre langen Polar-Expeditionen. Ferner muss die Verproviantirung eines Schiffes in den meisten Fällen viel weiter reichen als bis zu dem nächsten Hafen, wo allerdings für die Tage des dortigen Aufenthaltes frische Kost zu Gebote steht, aber kein Proviant für die Rückreise oder Weiterfahrt, entweder weil er theurer oder schlechter ist als in der Heimath, oder weil er garnicht zu haben ist. So pflegen sich Deutsche Schiffe, welche in den Chinesischen Gewässern Küstenschifffahrt treiben wollen, für die ganze Zeit ihres dortigen Aufenthaltes, also auf mehrere Jahre hinaus, zu verproviantiren. Für so lange Konservirung sind aber selbstverständlich nur wenige und ganz bestimmte Nahrungsmittel geeignet und doch soll aus denselben eine auf die Dauer der Gesundheit zuträgliche Nahrung zusammengesetzt werden. Weiter darf der Proviant nur wenig Raum einnehmen; er muss den Schädlichkeiten von Nässe, Hitze, Kälte und deren Wechsel Widerstand leisten können; er soll gegen Ratten-, Mäuse- und Insektenfrass geschützt und doch wieder luftig aufbewahrt werden, um nicht dumpfig zu werden und zu schimmeln. Eine Reihe schwer zu vereinigender Aufgaben, welche eine Schiffsverproviantirung zu einer sehr schwierigen und auch sehr verantwortungsvollen Aufgabe machen, da einmal begangene Fehler nach dem Verlassen des Hafens in keiner Weise wieder gut zu machen sind und die verhängnissvollsten Folgen nach sich ziehen können.

Einer von solchen Schwierigkeiten umgebenen Ernährung haften selbstverständlich manche Mängel an. Unter diesen haben die folgenden die meiste Bedeutung.

1. Durch die Art der Konservirung büssen viele Nahrungsmittel einen grossen Theil ihres Nährwerthes ein und nehmen sie dabei gleichzeitig eine Beschaffenheit an, welche eine volle Ausnutzung der in ihnen enthaltenen Nahrungsstoffe erschwert oder ausschliesst. Diesen letzteren Mangel theilen auch die nicht eigentlich als Konserven zu bezeichnenden getrockneten Hülsenfrüchte und der Schiffszwieback, welche eine so grosse Rolle in der Ernährung auf Schiffen spielen. Wegen dieser Eigenschaft müssen verhältnissmässig grosse Mengen davon aufgenommen werden, so dass eine erhebliche Belastung des Darmkanals eintritt, unter welcher Passagiere, namentlich die an »leichtere« Kost gewohnten Binnenländer, besonders schwer zu leiden haben.

2. Bei der geringen Zahl von Nahrungsmitteln, welche zur Schiffsausrüstung geeignet sind, ist eine grosse Monotonie der täglichen Speisekarte nicht zu vermeiden, wodurch bald Appetitlosigkeit, selbst Ekel und Widerwillen gegen dieselben erzeugt wird, ein Mangel, welcher nur wenig dadurch zu mildern ist, dass man für einen regelmässigen Turnus in der Zusammensetzung der Mahlzeiten sorgt. Denn nur zu bald weiss der Mann den Speisezettel für jeden Wochentag auswendig, so dass ihm die tägliche Abwechselung und Ueberraschung, welche der einfachsten Hausmannskost einen so grossen Reiz und Werth für die Ernährung verleiht, doch verloren geht, wie sich das ja selbst bei der besten und wohlschmeckendsten, aber nach regelmässigem Turnus verabfolgten Kost, z. B. an manchen Tables d'hôte wiederholt, wo nach einiger Zeit des regelmässigen Besuches nichts mehr schmeckt und ein Wechsel des Mittagstisches zum unwiderstehlichen Bedürfnisse wird.

3. In derselben Richtung wirken die geringere Schmackhaftigkeit der Konserven gegenüber frischer Nahrung. Alle Seeleute klagen, dass schliesslich alles »strohern« schmecke, ein Vorwurf, der gegen die in ihrem Nahrungswerthe höher stehen-Büchsenkonserven fast noch lebhafter erhoben wird als gegen Salzfleisch und Hülsenfrüchte.

4. Durch das Fehlen frischer Vegetabilien entbehrt die Schiffsnahrung eines Bestandtheiles, den sich auf dem Lande selbst der Aermste gönnt trotz ihres geringen Nahrungswerthes und ihres im Verhältnisse dazu hohen Preises. Aus diesem allgemeinen Bedürfnisse erklärt sich der Drang, mit welchem Seeleute nach längerer Fahrt jede Gelegenheit ergreifen, einige Köpfe Kohl oder andere Grünigkeiten zu erwerben, während die dauernde Entbehrung dieser Speisen eine der wesentlichsten Ursachen zum Ausbruche des Skorbuts bildet. Dabei soll es hier nicht entschieden werden, ob die frischen Vegetabilien ihre antiskorbutische Wirksamkeit im Wesentlichen ihrem Gehalte an Pflanzensäuren oder an Kalisalzen zu danken haben, oder ob sie mehr als unentbehrliche, in ihrer Mannigfaltigkeit und in ihrem Wechsel doppelt wirksame Genussmittel anzusehen seien zur Reizung des Appetites und der Magenthätigkeit zumal bei unrationeller Kombinirung der Nahrung oder bei einseitiger Ernährung durch animalische oder durch vegetabilische Kost.

Zu diesen Schwächen, welche in der Schiffskost selbst liegen, treten die in der Regel ziemlich monotone Zubereitungsart und nicht besonders einladende Zurichtung durch die Schiffsköche, manchmal auch die Behinderung einer gehörigen Zubereitung durch Sturm, in vielen Fällen die andauernde Nahrungsverweigerung wegen Seekrankheit, die beständige Verschiebung der Mahlzeitsstunden bei allen Fahrten von Osten nach Westen und umgekehrt, und schliesslich die auf See herrschende, in den Tropen noch steigende Neigung zur Obstipation, welche durch die unter 1 angeführten Mängel noch begünstigt und in ihren üblen Folgen gesteigert wird, — lauter Umstände, welche dazu beitragen, die Ernährung allmählich mehr oder minder zu beeinträchtigen und in der Folge selbst Krankheiten ernstester Art hervorzurufen. Die mangelnde Ernährung steigert sich zu skorbutischen Erkrankungen, an die Appetitlosigkeit schliessen sich dyspeptische Beschwerden aller Art, Magen- und Darmkatarrhe, die Zersetzung der unvollkommen verdauten, im Dickdarme in überreichlicher Menge angehäuften und zurückgehaltenen Ingesta führt zu Dickdarmkatarrhen und Ruhr. Unter den verschiedenen dabei in Betracht kommenden Faktoren erfordern Qualität und Quantität des Proviantes eine besondere Besprechung.

Die Qualität. (Vergl. namentlich *Wenzel,* Die zweckmässigste Beköstigung der Mannschaften auf Schiffen. *Horn's* Vierteljahrsschrift. Neue Folge. Bd. IV. 1866. S. 1.)

Fleisch. Für die ersten Reisetage hält das vom Lande mitgenommene Fleisch vor, das länger gut bleibt, wenn man es in den Masten aufhängt, während für die spätere Reisezeit der Genuss frischen Fleisches, wenigstens auf Segelschiffen, nur ausnahmsweise ermöglicht wird, durch Mitnahme von lebendem Geflügel oder einiger Schweine. Dagegen pflegen Passagierdampfer mit reichlichem Schlachtvieh versehen zu sein; auf den grossen Englischen Passagierschiffen nach tropischen Gegenden ist oft der ganze vordere Theil des Decks von einem Kranze von Viehställen eingefasst. Zur Mitnahme eignen sich besonders Schweine, Schaafe und Hammel, weniger Geflügel; namentlich Hühner magern rasch ab, anscheinend weil sie gegen die Benetzungen mit Seewasser sehr empfindlich sind. Man muss daher ihre Ställe bei rauhem Wetter, wie auch beim Deckspülen mit Persennigen bedecken. Auf den in kühleren Klimaten fahrenden Linien finden sich statt des Schlachtviehes grosse Eiskeller, in welchen alle Arten Fleisch, selbst Fische, lange frisch erhalten werden können. Mittelst dieser Hülfe kann man auf den grossen Auswandererdampfschiffen nach Newyork die ganze, oft an tausend Köpfe starke Bevölkerung des Schiffes während der zwölf- bis vierzehntägigen Reise jeden zweiten Tag mit frischem Fleisch versehen. Neuerdings werden statt der Eiskeller dringend die *Bell-Colemann*schen Kaltluft-Maschinen empfohlen, in welchen durch Expansion vorher künstlich komprimirter und getrockneter Luft, Temperaturen bis zu — 70° C. hinab erzeugt werden können. Die Maschinen, welche wenig Platz wegnehmen, haben den grossen Vorzug, dass bei ihnen die Luft nicht stagnirt, wie in den Eiskellern. Mittelst derselben kann man gleichzeitig Eis fabriciren; auch sind sie für Tropenreisen zur Kühlung der Ventilationsluft empfohlen. Zur Aufbewahrung der Schiffsprovision haben sie schon auf verschiedenen Englischen Linien, in neuester Zeit auch auf einigen Deutschen Dampfern Verwendung gefunden. — Für die grosse Masse der Seefahrenden kommen indessen diese verhältnissmässig kostspieligen Konservirungsmethoden nicht in Betracht, für sie bleibt konservirtes Fleisch im engeren Sinne des Wortes die einzige Fleischnahrung und nimmt hierbei wieder Salzfleisch den ersten Platz ein. Durch das Pökeln geht aber ein Theil des Eiweisses, der Extraktivstoffe und der Salze in die Lake über und damit in der Regel für die Ernährung verloren. Nach *Liebig* soll dieser Verlust den dritten Theil betragen; doch scheinen die neueren Pökelungsmethoden günstigere Resultate zu liefern. (Vrgl. *Rubner*, Zeitschrift für Biologie Bd. 13 S. 153 und *E. Voit*, ibidem Bd. 15 S. 493.) Ausserdem wird das Fleisch härter und zäher und nehmen diese Veränderungen bei längerer Dauer der Aufbewahrung so zu, dass schliesslich von einem Nährwerthe kaum mehr die Rede sein kann. Daher ist es von grosser Bedeutung, dass nur frisch gesalzenes Fleisch zur Schiffsausrüstung verwendet werde, und empfiehlt es sich, bei Uebernahme des Proviantes auch die tiefer unten in den Fässern gelegenen Stücke zu revidiren, da dort manchmal ältere Waare versteckt wird. Neuerdings wird fast nur noch amerikanisches Salzfleisch gebraucht, das sich sehr lange bei zarter Beschaffenheit erhalten soll; doch ist es wohl sehr fraglich, ob diese Bevorzugung des amerikanischen Fleisches nicht mehr von seiner grösseren Billigkeit herrühre. Gesalzenes Schweinefleisch hält sich länger als gesalzenes Rindfleisch und wird es diesem auch in Bezug auf die Schmackhaftigkeit vorgezogen. Deshalb ist das letztere in den Verpflegungsreglements mancher Marinen ganz zurückgetreten und wird dasselbe auch in den Deutschen Speisetaxen als nicht gleichwerthig mit Schweinefleisch gerechnet, z. B. gelten in Hamburg 500 g Rindfleisch = 375 g Schweinefleisch. — Weniger Verwendung als Salzfleisch findet geräuchertes Fleisch (Speck), wogegen in den letzten Jahrzehnten das nach mehr oder minder modificirter *Appert*'scher Methode konservirte Büchsenfleisch aller Art eine immer steigende und segensreiche Bedeutung bei der Schiffsverpflegung gefunden hat. Dasselbe hat den gleichen Nährwerth wie frisches Fleisch und ist im en gros Ankaufe kaum theurer, es ist frei von überschüssigem Kochsalz, leicht verdaulich und auf Jahre hinaus haltbar. Daher sollte es in keiner Schiffsausrüstung, wenigstens bei grosser Fahrt fehlen. Allerdings ist es in Folge des Zerkochens des Bindegewebes zu Leim stark faserig und vor allem durch diese Eigenschaft auf die Dauer nicht schmackhaft, weshalb es kaum zur ausschliesslichen Fleischspeise benutzt werden kann, sondern nur neben Salzfleisch, zu dem der Seemann mit besonderer Vorliebe immer wieder zurückkehrt. Beim Ankaufe ist darauf zu sehen, dass die Büchsen mit gutem Farbenanstriche versehen seien, damit ein Durchrosten derselben nicht stattfinden kann, und müssen ferner alle aufgetriebenen Büchsen ausgeschlossen werden, da aus der Auftreibung des Bleches mit Sicherheit auf einen

Verderb des Inhaltes zu schliessen ist. -- Von anderweitigen Fleischkonserven (Fleischmehl, Pemmican, Erbswurst u. s. w.) ist namentlich noch das Fleischextrakt hervorzuheben, doch selbstverständlich nicht als Nahrungsmittel, sondern als ein wohl noch nicht in dieser Eigenschaft ausreichend gewürdigtes Antiscorbuticum. (*Faber* l. c.) Dass übrigens bei der Verpflegung der Kajüten-Passagiere auf den grossen Linien alles Erdenkliche, was nur in Dosen konservirt werden kann, zur Verwendung kommt, braucht nicht erst gesagt zu werden.

Frische Fische spielen erfahrungsmässig nur in den Häfen eine Rolle, wobei in den Tropen Vorsicht gegenüber einzelnen giftigen Arten geboten ist. Von konservirten Fischen ist der Stockfisch in den katholischen Marinen von erheblicher Bedeutung, während bei uns Stockfisch und Häringe nur als sehr willkommene Abwechselung mit dem Fleische den Schiffen mitgegeben werden.

Eier können durch Einlegen in Kalk, Ueberziehen mit Wasserglas oder anderweitigen Luftabschluss fast auf ein halbes Jahr hinaus erhalten werden. In den letzten Jahren sind auch Eierkonserven (z. B. von *v. Effner* in Passau) in Gebrauch gekommen, doch sollen sich dieselben bei manchen Verwendungen, z. B. zum Pfannkuchenmachen, nicht bewährt haben.

Milch fehlte früher auf Schiffen gänzlich, während jetzt die kondensirte Dosenmilch oder präservirte Milch namentlich für die Passagierverpflegung und für Säuglinge zu einer wesentlichen Bereicherung der Schiffskost geworden ist. Auch nimmt man wohl, z. B. auf den grösseren Englischen Passagierschiffen, lebende Milchkühe mit. Doch macht man sich dabei von dem auf See ziemlich zweifelhaften Wohlbefinden der Thiere abhängig, und dürfte wenigstens auf Auswandererschiffen mit zahlreichen Kindern der Bedarf auf diesem Wege kaum gedeckt werden können.

Käse wird nur auf einzelnen Marinen (Holland, Frankreich u. s. w.) in grösseren Mengen genossen, obgleich sein hoher Nährwerth und seine Dauerhaftigkeit ihn zum Schiffsproviante besonders geeignet machen.

Die Fette sind schon im gesalzenen Schweinefleische und im geräucherten Speck in reichlicher Menge vertreten. Uebrigens kommen Baumöl, Schmalz, gesalzene Butter, Dauerbutter oder präservirte Butter in Blechbüchsen zur Verwendung; doch hält keines dieser Präparate auf sehr lange Zeit, weshalb anderweitiger Ersatz geschafft werden muss, was rationeller Weise durch Kohlehydrate: Melasse, Syrup oder Zucker bewirkt wird.

Brot. Zur Mitnahme vom Lande eignet sich nur Schwarzbrot und auch nur auf kurze Dauer. Doch wird schon seit längerer Zeit auf allen grösseren Passagierschiffen täglich, auf vielen Frachtschiffen ein- bis zweimal wöchentlich, frisches Brot, für die Mannschaften in der Regel Roggenbrot, gebacken, ein der Einführung der Büchsenkonserven fast gleichzusetzender Fortschritt in der Verpflegung auf Schiffen, der wieder nur dadurch möglich wurde, dass durch Einführung der eisernen Wassertanks, auf Passagierschiffen auch der Destillirapparate, für einen grösseren Vorrath Süsswassers gesorgt war. Indessen besteht die Hauptbrotnahrung wenigstens auf Segelschiffen noch immer in Schiffszwieback (Hartbrot) verschiedener Qualität, jenem bekannten trockenen, harten Gebäcke, das nur aufgeweicht (in Thee) zu geniessen ist. Auf die Dauer wird derselbe selbst bei kräftigem Magen schlecht vertragen (vergl. *Parkes* l. c. p. 240, *Fonssagrives* l. c. p. 744), weil er aufgeweicht, daher ungekaut und ohne den zu seiner Verdauung nöthigen Speichel in den Magen gelangt; auch soll sein Nährwerth mit dem Alter erheblich abnehmen. — Zur Aufbewahrung von Brot müssen besonders luftige, gut ventilirte Räume gewählt werden, wenn es nicht schimmeln oder unter Insektenfrass leiden soll.

An sonstigen Mehlspeisen sind Weizenmehl, Reis, Grütze, Graupen und Gries zu nennen, welche namentlich als Zusatz zu Suppen oder in Form von Klössen und Puddings verwendet werden. Da die Hafergrütze sich verhältnissmässig nur kurze Zeit hält, ist in der unten mitgetheilten Speiseskala für Englische Auswandererschiffe auf Reisen von längerer Dauer (Skala B) die Grützration zu Gunsten einer grösseren Ration Weizenmehl verkleinert. Auch Makkaroni eignen sich zur Mitnahme.

Unter den Gemüsen kommen mit Rücksicht auf den eigentlichen Nahrungswerth nur die getrockneten Hülsenfrüchte, Linsen, Erbsen und Bohnen in Betracht und zwar in ganz hervorragender Weise. Bei allen übrigen Gemüsen tritt der Nahrungswerth weit zurück gegen deren antiskorbutische Eigenschaften. Leider sind dieselben sämmtlich wenig haltbar. Höchstens für den Kajütenbedarf werden kleine primitive Küchengärten in Holzkasten auf Deck mitgenommen; in den Masten aufgehängt soll sich Weisskohl längere Zeit halten; Rüben, Wurzeln, Meerrettig, Sellerie, Zwiebeln und vor Allem Kartoffeln und Yamswurzeln sind wenigstens im Winter frisch zu erhalten und daher für manche Reisen von unschätzbarem Werthe, obgleich ihr grosses Volumen das mitzunehmende Quantum beschränkt. Die Aufbewahrung muss an trockenen luftigen Stellen geschehen. Auf Englischen Passagierschiffen findet man wohl eigene kleine Deckhäuser, welche zu diesem Zwecke bestimmt sind. Ihre Seitenwände bestehen aus verstellbaren Holzjalousien, so dass bei trockener Witterung reichliche Luftzufuhr möglich ist. Bei längeren Fahrten oder bei Sommerreisen müssen dagegen bald Konserven eintreten. Unter diesen sind zu nennen in erster Linie das Sauerkraut, dann präservirte Kartoffeln (in Form von Scheiben und als Kartoffelgrütze), die getrockneten und gepressten Gemüse, eingesalzene Schnittbohnen, türkische Bohnen und Suppenkräuter und vor Allem die neuerdings in immer grössere Aufnahme gekommenen, nach *Appert*'schem Verfahren eingekochten Gemüsekonserven in Büchsen (Sauerampfer). Ueber den Rang, den diese verschiedenen Präparate unter einander in Bezug auf ihre antiskorbutische Wirksamkeit einnehmen, sind die Akten noch nicht geschlossen, doch scheinen die getrockneten und gepressten, wie auch die eingesalzenen Gemüse entschieden hinter den andern, namentlich den Büchsenkonserven, zurück zu stehen, weshalb die letzteren bei jeder grösseren Reise neben Büchsenfleisch nicht fehlen sollten.

Ein nicht minder mächtiges Antiscorbuticum bildet Obst, das namentlich in Hafenplätzen viel verzehrt wird (Bananen, Apfelsinen u. s. w.), in den Tropen allerdings oft im Uebermaasse und zum Nachtheile für die Gesundheit. Zur Mitnahme, wenn auch in begrenzter Ausdehnung, eignet sich manches frische Kernobst und vor allem Backobst und Pflaumenmus, die einen erhöhten Werth für die Schiffsverpflegung dadurch bekommen, dass sie leicht abführend wirken, weshalb sie mit Recht in der Deutschen Kriegsmarine häufig und regelmässig verabfolgt werden. Für die Südsee wird besonders auf den Werth der Kokusnüsse aufmerksam gemacht. (M.-V.-Bl. 31. Dec. 1879.)

Hier anschliessend ist der Citronensaft, lime-or lemonjuice, zu besprechen, das specifische Antiscorbuticum der Engländer, an dessen Stelle neuerdings, wenigstens ausserhalb Englands, auch Auflösungen von Citronensäure zur Verwendung kommen, seitdem man sich überzeugt hat, dass die zweifellosen Vorzüge des Saftes nicht von dem geringen Gehalte desselben an Kalisalzen herrühren können (vgl. *Parkes* l. c. p. 324). Bekanntlich knüpft sich in England das A und O aller Skorbutprophylaxe an den lime-juice, eine Anschauung, welche nur dadurch verständlich wird, dass die Nahrung der Engländer hervorragend aus Fleisch besteht und dass naturgemäss in der Schiffsverpflegung dieses Zurücktreten der Vegetabilien, namentlich der

Gemüse, in noch erhöhtem Maasse sich geltend macht, wie das in der unten mitgetheilten Speiseskala für Englische Schiffe sehr schlagend hervortritt. Da muss das Bedürfniss nach einem specifischen Antiscorbuticum sich viel dringender geltend machen als auf anderen Schiffen, welche mit Kartoffeln, Sauerkraut, Backobst und Bier verproviantirt sind, und lässt sich auch nicht leugnen, dass man mit der Einführung des Citronensaftes auf Schiffen in England thatsächlich grosse Erfolge erzielt hat. Diese Erfahrung sollte man sich auch in der Deutschen Handelsmarine, wie es in der Kriegsmarine schon geschehen ist, zu Nutzen machen und den Citronensaft als verhältnissmässig dauerhaftes Mittel, namentlich auf längere Reisen mitnehmen für die Zeiten, wo die anderen Vegetabilien zu verderben beginnen oder für Fälle, wo die Büchsengemüse zu theuer sind.

Nach officieller Vorschrift soll der lime-juice aus reinem, unverfälschten Citronensafte bestehen und im Verhältnisse von 10:1 mit Franzbranntwein versetzt sein. Vom 10. Tage der Seereise an — ausgenommen Reisen zwischen Europäischen Häfen, nach dem Mittelmeer und der Ostküste Nordamerikas, nördlich vom 35. Grade — soll jedem Manne davon täglich 28,5 g mit der gleichen Menge Zucker und mit der gehörigen Menge Wasser verdünnt verabfolgt werden. Auch st die genügende Ausführung dieser Vorschrift durch vielfache Instruktionen und Strafandrohungen für den Uebertretungsfall gesichert (30 u. 31. Vict. c. 124 s. 3).

In der Deutschen Kriegsmarine wird der Citronensaft nach zweiwöchentlichem Genusse von Seekost verabfolgt und sofern die Verabreichung frischen Proviantes voraussichtlich innerhalb der nächsten 4 bis 5 Tage nicht erfolgen kann oder bei drohendem Skorbutausbruche. Als zweckmässige Mischung werden empfohlen 16—18 g Citronensaft oder an dessen Stelle 6—10 dcg krystallisirte Citronensäure mit 16—32 g Zucker in 0,04 l Rum und 0,3 l Wasser pr. Portion. (Reglement über die Schiffsverpflegung vom 13. Mai 1879 § 17.)

Eine starke Verdünnung scheint nöthig zu sein, wenn er gut bekommen soll. Uebrigens soll er leicht abführen und sollen namentlich stillende Mütter oft auf den Genuss desselben verzichten müssen, da die Kinder Durchfall bekommen (*Faber*). Auch hört man recht oft von verdorbenem Citronensafte berichten, wie auch darüber, dass die Seeleute nicht selten das ihnen zuertheilte Getränk unvermerkt weggiessen.

Gegenüber der hervorragenden Bedeutung einer zweckmässigen Ernährung für die Vorbeugung des Skorbutes ist dieses Leiden nicht immer ausdrücklich genannt worden, wenn es sich um Bekämpfung der Feuchtigkeit, Kälte, Ueberanstrengung und anderer Schädlichkeiten des Schiffslebens handelte, welche gleichfalls von den Autoren in mehr oder minder nahen ursächlichen Zusammenhang mit dem Auftreten dieser Krankheit gebracht werden. Nur soll hier daran erinnert werden, dass Skorbut besonders leicht bei Leuten auftritt, welche mit frischer Syphilis oder Malaria behaftet sind. Vornehmlich aus dem letzteren Zusammenhange — von Schiffen aus den Häfen der Afrikanischen Westküste, z. B. von Lagos — stammen die meisten jetzt noch zur Beobachtung kommenden Skorbutausbrüche auf Handelsschiffen.

Eine dem Citronensaft ähnliche, wenn auch geringere Wirkung soll der Essig haben. Jedenfalls bildet derselbe in angemessener Verdünnung und mit Wasser genossen ein gutes Korrigens für das nie sonderlich schmeckende Trinkwasser.

Als wichtige Genussmittel sind zu nennen: Kaffe, Cichorien und Thee; der letztere in Verdünnung auch zur Verbesserung des Trinkwassers werthvoll, neben Salz, Senf, Pfeffer und den eigentlich nicht hierher gehörigen Korinthen, Rosinen und Zucker.

Die Spirituosen spielen erfahrungsmässig auf See eine grosse Rolle. Wie viele Schiffe, namentlich Englische, gehen alljährlich zu Grunde wegen Betrunkenheit der Kapitäne? welche Quantitäten geistiger Getränke werden von den Kajütenpassagieren konsumirt? wie viel Branntwein wird bei den Mannschaften unter aller erdenklicher Form (z. B. in Kokosnüssen) eingeschmuggelt? Bei solcher Sachlage tritt die Bedeutung der Spirituosen für die Ernährung ganz zurück gegenüber ihrer Bedeutung für die Disciplin. Gewiss aber kann man auch von physiologischer Seite sich nur damit einverstanden erklären, dass auf der Deutschen Kriegs- und Handelsmarine Branntwein nur bei kalter, nasser Witterung oder bei schwerer Arbeit verabfolgt wird. Anders mag es bei Seeleuten Romanischer Nationalität stehen, welche weniger zu Excessen in baccho geneigt sind und vom Lande her an leichte, mit Wasser verdünnte Weine als Getränk gewöhnt sind. Dort wird nämlich häufig Wein verabfolgt, statt des Thee's bei Deutschen und Engländern. Dagegen findet sich wieder Bier als regelmässiger Bestandtheil der Ration, in Form leichten Braunbieres, nur auf Deutschen Schiffen (Hamburger Speisetaxe), ein nicht zu unterschätzendes Antiscorbuticum; doch theilt es den Fehler der meisten derselben, dass es verdorben oder versiegt ist, wenn nach längerer Reisedauer die eigentliche Skorbutgefahr erst anfängt. Auf grösseren Schiffen könnte wohl unterwegs gebraut werden, wie es schon *Cook* auf seinen Weltumsegelungen gethan hat. Indessen sollen die neueren derartigen Versuche nicht recht geglückt sein.

Die Quantität. (Vrgl. namentlich *Voit*, Anforderungen der Gesundheitspflege an die Kost in Waisenhäusern, Kasernen u. s. w. Vierteljahrsschrift für öffentliche Gesundheitspflege, Bd. VIII., S. 10 und *Hofmann*, Die Bedeutung der Fleischnahrung und Fleischkonserven u. s. w. Leipzig 1880.) *Voit* hat als Mittelwerth für den täglichen Nahrungsbedarf eines Arbeiters 18,3 g Stickstoff und 328 g Kohlenstoff berechnet, Zahlen, welche mit den von anderen Autoren zum Theil auf anderem Wege gewonnenen Werthen nahe übereinstimmen. 18,3 g Stickstoff entsprechen 118 g Eiweiss, welche zugleich 63 g Kohlenstoff enthalten, so dass noch 265 g Kohlenstoff durch Fette und Kohlehydrate zu decken bleiben. Von den 118 g Eiweiss sollen 30 bis 50 %, nach *Hofmann* noch mehr, in animalischer Nahrung, also namentlich in Form von Fleisch gereicht werden. Die 265 g Kohlenstoff ausschliesslich in Kohlehydraten gegeben, würden 597 g Stärkemehl, ausschliesslich in Fett gegeben 346 g erfordern. Da indessen jedes für sich zu einer Belastung des Darmkanals führen würde, so soll eine angemessene Mischung beider Statt haben und zwar sollen nicht über 500 g Stärkemehl und nicht unter 56 g Fett verzehrt werden, wonach also eher ein Mehr an Fett als an Stärkemehl zulässig ist. Schliesslich ist bei einem arbeitenden Menschen mehr Werth auf die beständige und reichliche Zufuhr der stickstofffreien Stoffe als der stickstoffhaltigen zu legen. Auf Grund dieser wenigen, von *Voit* ausführlich motivirten Sätze, ist dann von ihm für einen schwer arbeitenden Menschen (einen Soldaten im Felde) die folgende Nahrung in Gramm berechnet vorgeschlagen worden:

	Eiweiss	Fett	Kohlehydrat
750 Brot	62	—	331
500 Fleisch (359 ohne Knochen)	72	33	—
67 Fett	—	67	—
150 Gemüse, Reis etc.	11	—	116
	145	100	447

Allerdings mögen diese Werthe nicht ohne Weiteres auf den Nahrungsbedarf eines Seemannes übertragbar sein; doch schienen mir unter der überhaupt erst geringen Zahl exakter Untersuchungen die von so kompetenter Seite für einen Soldaten im Felde festgestellten Maasse am ehesten auf die uns vorliegenden Verhältnisse übertragbar zu sein, da es in beiden Fällen schwer arbeitende Männer in den rüstigsten Lebensjahren betrifft. Freilich kann es sich dabei nur um die Gewinnung eines annähernden Maassstabes für die Zusammensetzung einer rationellen Schiffskost handeln, denn die obigen Ansätze sind offenbar nur dann richtig, wenn der Körper im Stande ist, die in den genannten Nahrungsmitteln enthaltenen Nahrungsstoffe auch völlig auszunutzen. Davon ist aber bei Pökelfleisch, Schiffszwieback, getrockneten Erbsen und Bohnen keine Rede. Es sind daher erst weitere Ausnutzungsversuche über die wesentlichsten Bestandtheile der Schiffskost nöthig, ehe zu einer eingehenderen Prüfung ihrer Zusammensetzung geschritten werden kann; doch können immerhin die in der folgenden Tabelle zusammengestellten Analysen der wichtigsten der auf See üblichen Nahrungsmittel zum Anhalte für eine ungefähre Berechnung dienen.

13. Zusammensetzung der wichtigsten Nahrungsmittel.

Nahrungsmittel	Wasser	Eiweiss	Fett	Kohlehydrate	
Gesalzenes Ochsenfleisch..	49,1	29,6	0,2	—	Girardin
» Schweinefleisch	44,1	26,1	7,0	—	Girardin
» Häringe......	48,9	17,5	12,7	—	*Wolff*
Geräucherter Speck......	3,7	1,7	94,5	—	*Voit*
Butter................	7,0	0,9	92,1	—	*Voit*
Käse..................	36,8	33,5	24,3	—	*Parkes*
Magerer Käse..........	40,0	43,0	7,0	—	*Voit*
Zwieback (Weizen)......	8,0	15,6	1,3	73,4	*Parkes*
Weizenmehl...........	12,6	11,8	—	73,6	*Wolff*
Reis..................	13,5	7,5	—	78,1	*Wolff*
Graupen...............	12,5	10,0	2,0	73,5	*Kroker*
Hafergrütze..........	14,0	14,5	6,0	63,4	*Wolff*
Erbsen........ trocken	14,3	22,5	—	58,2	*Wolff*
Linsen....... trocken	14,5	26,0	—	55,0	*Wolff*
Bohnen....... trocken	17,5	24,5	—	55,6	*Wolff*
Kartoffeln.............	75,0	2,0	—	21,8	*Wolff*
Zucker................	3,0	—	—	96,5	*Parkes*

Vergleicht man mit diesen Anforderungen an Qualität und Quantität die unten zusammengestellten Speisentaxen für Matrosen von Kriegs- und Handelsschiffen und für Auswanderer bei verschiedenen Nationen, so drängen sich namentlich folgende Punkte der Betrachtung auf.

Zunächst fällt die grosse Verschiedenheit auf in der Zusammensetzung der täglichen Ration, deren grösste Gegensätze in der vorwiegenden Fleischnahrung des Englischen Seemannes und der verhältnissmässig fleischarmen, an Fetten und Vegetabilien reichen Kost des Matrosen der Französischen Kriegsmarine hervortreten. Man sieht daraus, welch eine Mannigfaltigkeit der Ernährung und Anpassung an Landessitten auch innerhalb der engen Grenzen der Schiffskost möglich sei, was namentlich dafür zu verwerthen ist, Auswanderern eine ihrer bisherigen Lebensart mehr entsprechende, leichtere Nahrung zu ermöglichen, als es die schwere Kost Deutscher und Englischer Seeleute ist.

Ferner ist darauf aufmerksam zu machen, dass die Verpflegungsreglements der beiden Kriegsmarinen neueren Datums sind, dass bei diesen daher auch eine grössere Reihe von Verbesserungen in der Ausrüstung Platz gegriffen hat, welche für Seeleute der Handelsmarine und Auswanderer noch nicht vorgeschrieben sind; doch muss hinzugefügt werden, dass auch auf Kauffahrteischiffen aller besseren Rhedereien Büchsenfleisch, frisches Brot und neuere Antiscorbutica nicht mehr fehlen. Gewiss aber wäre es erwünscht, wenn nach dieser Richtung hin eine Revision auch der gesetzlichen Bestimmungen Statt fände. Dabei wären namentlich folgende Punkte zu beachten.

Jetzt hat (§ 45 der Seemannsordnung) fast jeder Deutsche Hafen seine eigene gesetz- oder usance-mässige Speisekarte, an der mit einer gewissen Pietät festgehalten wird, obgleich viele derselben nur wenig von einander abweichen. So hat die unten mitgetheilte Hamburger Speisetaxe grosse Aehnlichkeit mit den Taxen der beiden anderen Hansestädte wie auch der Schleswig-Holsteinischen und Oldenburgischen Häfen, während die wesentlich kärglichere Rostocker Proviantliste als Typus für die Taxen vieler Ostseehäfen gelten kann. Bei keiner derselben ist aber eine Unterscheidung darüber gemacht, ob das Schiff zwischen verschiedenen Häfen der Nord- und Ostsee zu fahren bestimmt sei, oder ob es auf grosse Fahrt, etwa auf Robbenschlag in das Eismeer oder nach irgend einer tropischen Gegend ausgehe. Da liegt der Punkt zu berechtigten Verschiedenheiten, während jene Eigenthümlichkeiten der verschiedenen Heimathshäfen gern fallen könnten. Namentlich müsste für grosse Fahrt die Mitnahme bestimmter Mengen von Büchsenfleisch, Citronensaft und verschiedenerlei Gemüsekonserven, darunter auch Büchsengemüse obligatorisch sein und in der Rubrik der »Gemüse« — worunter nach den meisten Taxen auch alle Cerealien und Leguminosen begriffen werden — insoweit eine Specificirung nach Art und Menge eintreten, dass innerhalb des Rahmens der gewöhnlichen Speisentaxe eine Anpassung der Kost an verschiedene Aussenverhältnisse, namentlich an die Bedürfnisse des Tropenklimas, gesichert wird. Nach beiden Richtungen kann das Verpflegungsreglement der Kriegsmarine als Muster dienen, ohne dass man dabei die, für die Handelsmarine wohl nicht geeignete, detaillirte Normirung aller Einzelsätze nachzuahmen brauchte. Besonders ist dabei auf die als »Surrogate« aufgeführten leichteren Speisen für die Tropen aufmerksam zu machen, durch deren Einführung in die Verpflegung die früher in der Marine oft erörterte Frage einer eigenen Tropendiät einen befriedigenden Abschluss gefunden hat (vrgl. *Zeschke*, Ueber Tropendiät. St. S.-B. 1873—74, Appendix III; *Macdonald* l. c. p. 181; *Fonssagrives* l. c. p. 792). Ferner wäre aus den oben angeführten Gründen die regelmässige Verabfolgung von Backobst (Pflaumen) auch in der Kauffahrteimarine anzuordnen und schliesslich für den Aufenthalt in Hafenplätzen neben der Darreichung frischen Fleisches auch die Darreichung frischer Gemüse resp. Obstes, wenn dasselbe zu haben ist, vorzuschreiben. In Bezug auf die Quantität müssten die halben Fleischrationen vieler Ostseehäfen fallen und die besonders reichliche Ausmessung der Hamburger Taxe nachgeahmt werden.

Die hinter den Deutschen Taxen abgedruckte Englische Speiseskala lässt viel grössere Mängel erkennen. Allerdings gewährt sie, der Landessitte entsprechend, ausserordentlich viel Fleisch, dagegen ist sie sehr monoton und arm an Fetten wie an antiskorbutischen Nahrungsmitteln, woraus es sich, wie oben erwähnt ist, leicht erklärt, dass die dort citirte Gesetzgebung über den lime-juice, nach welcher schon vom zehnten Reisetage an eine sehr grosse Menge dieses Mittels dargereicht werden soll, zur Nothwendigkeit geworden ist, während auf Deutschen Schiffen ohne Anwendung des Citronensaftes, trotz der entgegenstehenden Behauptung Englischer Autoren Skorbut recht selten geworden ist.

Für Auswanderer muss selbstverständlich ein anderer Maassstab angelegt werden, als für Seeleute. Ein grosser Theil derselben besteht aus Frauen und Kindern, keiner von ihnen arbeitet während der ganzen Dauer der Reise. Daher können die Rationen wesentlich niedriger gegriffen werden; dagegen muss für grössere Mannigfaltigkeit und Leichtigkeit der Nahrung gesorgt werden, da keiner der Reisenden an die schwere Schiffskost gewöhnt ist und in der Regel dazu mit Seekrankheit zu kämpfen hat. Diesen Ansprüchen genügen die mitgetheilten Deutschen Verpflegungssätze für Zwischendeckspassagiere besser als die Englands und des Vertragsentwurfes. Sie sind entgegengesetzt dem Verhalten der Deutschen Gesetzgebung bei der Raumausmessung fast in allen Punkten freigebiger als die fremdländischen Bestimmungen. Namentlich ist hervorzuheben, dass Bremen auch für jedes Kind, unter alleinigem Ausschlusse der Säuglinge, eine volle Portion gewährt, was bei dem Nahrungsbedürfnisse wachsender Kinder gewiss seine Berechtigung hat, und namentlich für Auswandererfamilien mit zahlreichen Kindern von eingreifender Bedeutung ist. Ferner ist die Deutsche Verpflegung von Auswanderern, ebenso wie die oben besprochene der Seeleute, mannigfaltiger und an Genussmitteln reicher als die der Engländer und Nordamerikaner, wogegen England in seiner Skala B dem oben bei Besprechung der Speisetaxe für Schiffsmannschaften geäusserten Wunsche nachkommt, indem es bei längerer Reise eine wesentliche Bereicherung der Kost namentlich durch präservirtes Fleisch, Citronensaft und Fette — welche übrigens auch bei kürzerer Fahrt nicht fehlen sollten —

eintreten lässt. In Bezug auf die Leichtigkeit der Kost lassen alle vier Gesetzgebungen manches zu wünschen übrig; doch geht hier seit Einführung der Dampfschifffahrt aller Orten das thatsächlich Geleistete weit über das gesetzmässig Vorgeschriebene hinaus. Wie oben erwähnt ist, erhalten alle Deutschen Auswanderer nach Nord-Amerika — die weit überwiegende Mehrzahl aller Auswanderer — während der ganzen Ueberfahrt jeden zweiten Tag auf Eis konservirtes, frisches Fleisch und täglich frisch gebackenes Brot, gar nicht hoch genug anzuschlagende Verbesserungen, zu welchen als noch wichtigerer Fortschritt die ausserordentliche Abkürzung der Reisen getreten ist, woran bei Abfassung jener Vorschriften noch wenig gedacht wurde.

Aeusserst dürftig sind aller Orten noch die Vorschriften für Verpflegung der Säuglinge, und selbst da wo mehr kondensirte oder präservirte Milch mitgenommen wird als die unten abgedruckten Bestimmungen fordern, pflegt die Qualität derselben manches zu wünschen übrig zu lassen. Ohne Zweifel würde durch grössere Aufmerksamkeit auf diese Frage die Sterblichkeit unter den Säuglingen erheblich vermindert werden können, wenn es auch immer ein höchst verantwortliches Unternehmen bleiben dürfte, Säuglinge auf grosse Seereisen, zumal im Zwischendeck, mitzunehmen, und bei aller Sorgfalt es nie wird vermieden werden können, dass unter 100 bis 200 derselben auf einem Schiffe einzelne Todesfälle vorkommen.

Schliesslich bedarf die Festsetzung der verschiedenen Mahlzeiten (mindestens drei per Tag), die Zubereitung und Vertheilung der Speisen, die Beschaffung und Reinhaltung der Essgeschirre einer besonderen Vorsorge. Die zu diesem Zwecke erlassenen Bestimmungen sind unten kurz mitgetheilt.

Gesetzliche Vorschriften für die Quantität und Qualität des Proviantes und für die Kontrolle desselben existiren in allen Staaten für die Kriegsmarine und für Auswandererschiffe. Für Kauffahrteischiffe sind, wie oben erwähnt, in verschiedenen Häfen und Ländern bestimmte Speisetaxen gesetzlich vorgeschrieben, resp. usancemässig eingebürgert, welche die mindestens für den Tag zu verabreichenden Speisen und Getränke festsetzen und als bei der Anmusterung getroffene Vereinbarung in die Musterrolle (Seemannsordnung § 12) aufgenommen werden. Ausserdem bestehen besondere gesetzliche Vorschriften, unter welchen Umständen eine Einschränkung des Proviantes eintreten darf (S.-O. § 46) und Strafbestimmungen für ungenügenden und verdorbenen Proviant (S.-O. §§ 97, 99. 7, auch § 61. 1). Ferner können mindestens drei Seeleute oder ein Officier bei einem Seemannsamte über ungenügenden Proviant Klage führen (S.-O. §§ 47, 94. Merchant Shipping Act. § 221); doch werden bei der bekannten Sinnesart von Seeleuten wenigstens nach vollendeter Reise nachträgliche Klagen über ungenügenden Proviant verhältnissmässig selten angebracht. Auch in anderen Fällen eine Kontrolle der Schiffsausrüstung in Bezug auf den Proviant eintreten zu lassen, fehlt es dem Staate an jeder gesetzlichen Befugniss, ausgenommen die Kontrolle über den lime-juice in England (M. Sh. A. § 226). Nur in Frankreich findet auf den für den Wallfischfang und den nach der Westküste Afrikas bestimmten Schiffen gesetzlich eine Visitation des Proviantes Statt. Ob nicht eine weitergehende Beaufsichtigung bei einzelnen Rhedern wünschenswerth sei, mag dahingestellt bleiben. Jedenfalls sollte jedes Vorkommen von Skorbut in mehrfachen Fällen auf einem Schiffe Anlass zu einer seeamtlichen Untersuchung sein.

Schiffsverpflegung der Deutschen Kriegsmarine (Reglement vom 13. Mai 1879). Das Frühstück besteht aus 15 g Kaffe, das Abendbrot aus 3 g Thee, neben 35 g Zucker. Dazu kommen täglich 500 g Hartbrot oder 750 g Weichbrot und 65 g Butter. Zum Mittagessen werden gewährt: 1) Fleischportion, a. frisches oder eingesalzenes Rindfleisch 450 g (neben Reis mit Zucker nur 400 g); oder b. frisches oder eingesalzenes Schweinefleisch 250 g; oder c. frisches Hammel- oder Kalbfleisch, wo Schweinefleisch nicht zu erlangen ist 450 g; oder d. präservirtes Rind- oder Hammelfleisch 340 g (ein bis zwei Mal wöchentlich; neben Reis mit Zucker nur 300 g) oder alle zwei Wochen einmal an Stelle von Salzfleisch oder von präservirtem Rindfleisch, corned beef 250 g nebst 25 g Butter oder Speck (Verord. v. 7. Sept. 1879). 2) Gemüseportion. a. Klösse mit Pflaumen (Weizenmehl 250 g, Backpflaumen 85 g, Zucker 30 g, Essig 0,03 l); oder b. gelbe Erbsen 300 g; oder c. weisse Bohnen oder graue Erbsen 300 g, dazu Essig 0,05 l; oder d. Reis 200 g, mit Zucker 15 g; oder e. Reis ohne Zucker 200 g; oder f. im Inlande Kartoffeln 1500 g; 3) Salzportion 15 g; 4) Gewürz und Suppengrün in Ost- und Nordsee für 1 Pfennig, nach dem Passiren des Kanals für 2 Pfennige. Hieraus setzt sich für die Normalverpflegung folgende Speiserolle zusammen:

14. Speiserolle der Deutschen Kriegsmarine.

	Rindfleisch g	Schweinefleisch g	Reis g	gelbe Erbsen g	Bohnen oder graue Erbsen g	Weizenmehl g	Backpflaumen g	Essig l	Hartbrot g	Kaffe g	Thee g	Zucker g	Butter g	Salz g	Gewürz und Grünzeug für 1 ₰ pr. Kopf u. Tag
Sonntag ..		250				250	85	0,03	500	15	3	65	65	15	
Montag...		250		300					500	15	3	35	65	15	
Dienstag .	450				300			0,05	500	15	3	35	65	15	
Mittwoch .		250				250	85	0,03	500	15	3	65	65	15	
Donnerstag	400		200						500	15	3	50	65	15	
Freitag ...		250		300					500	15	3	35	65	15	
Sonnabend	450				300			0,05	500	15	3	35	65	15	

Frisches Fleisch und frisches Brot dürfen wöchentlich nur zwei Mal verausgabt werden. Eine häufigere Verabfolgung ist nur dann zulässig, wenn 1, nach der Erklärung des Schiffsarztes der Gesundheitszustand der Mannschaften dieselben nothwendig macht, 2, wenn — Portion gegen Portion gerechnet — das frische Fleisch oder das frische Brot (sei es an Bord gebacken oder am Aufenthaltsorte beschafft) nicht theurer zu stehen kommt, als dasjenige Salzfleisch oder Hartbrot, welches andernfalls verausgabt werden müsste, oder 3, wenn einem bevorstehenden Mangel an Salz- und präservirtem Fleisch oder an Hartbrot auf andere Art nicht vorgebeugt werden kann. An Stelle der oben genannten Normal-Verpflegungsgegenstände, zu denen unter Umständen grössere Mengen frischer Kartoffeln, Sauerkraut, präservirte Kartoffeln und präservirter Sauerampfer hinzutreten können,

können ferner nach Maassgabe der Ortsüblichkeit und mit Rücksicht auf die Preisverhältnisse, namentlich auf Schiffen, welche die Nord- und Ostsee verlassen haben, auch folgende Surrogate verabreicht werden. Für eine Portion Brot 500 g Mehl, Reis oder Sago; für eine Portion Kaffe oder Thee 25—35 g Kakao; für eine Portion Klösse mit Pflaumen, oder eine Portion gelbe Erbsen, oder eine Portion Bohnen bezw. graue Erbsen, oder eine Portion Reis 200 g Sago oder 300 g Graupen oder 200 g präservirte Kartoffeln mit 0,05 l Essig oder 700 g Sauerkohl, oder 100 g präservirter Sauerampfer mit 25 g gelben Erbsen; für 85 g Backpflaumen 50 g Schneidemus oder 65 g weiches Pflaumenmus; für eine Portion Butter 165 g Pflaumenmus oder 85 g Zucker oder 65 g Schmalz.

See-Ration der Französischen Kriegsmarine, (Dekret vom 16. Dec. 1874. *Le Roy de Méricourt* übersetzt von *Krumpholz* p. 27). Frisches Brot 750 g oder Zwieback 550 g, Branntwein, Rum oder Tafia 6 Centiliter, Wein 46 (für Schiffsjungen 30) Centiliter, Kaffe 20 g, Zucker 25 g, frisches Rindfleisch 300 g, (sechs Mal wöchentlich) oder Rindfleischkonserve 200 g, frische Gemüse für 2 Centimes (sechs Mal), Käse 80 g, Fisolen 120 g, Erbsen 120 g, Fisolen oder Erbsen 60 g, getrocknetes Gemüse 18 g, Speck 305 g, Sardinen in Oel 70 g, Reis 80 g, Olivenöl 12 g oder Schmalz 18 g, Achards (eine Art mixed pickles) 7,5 g, Senf 2 g, Pfeffer 0,15 g, Salz 24 g, Essig 8 Milliliter.

Hamburgische Speisetaxe vom 1. März 1873. Die tägliche Ration für eine Person soll sein: 500 g gesalzenes Rindfleisch oder 375 g Schweinefleisch, oder 250 g geräucherter Speck, oder 375 g Fische (doch dürfen Fische nur zwei Mal die Woche gegeben werden) und 4,54 l Wasser. Ist die Mannschaft über 10 Mann stark, so erhält sie zusammen noch eine Extra-Ration von den vorstehend bezeichneten Artikeln; ferner Gemüse, getrocknete Erbsen, Bohnen, Grütze, Graupen oder Mehl zur Sättigung; von Letzterem mindestens zwei Mal die Woche 375 g pr. Kopf. Auch erhält jeder Mann wöchentlich 3500 g hartes Weizenbrot und so lange der nach der Dauer der Reise (bei weiten Reisen auf mindestens 6 Monate) einzunehmende Vorrath reicht 500 g Butter. An Stelle der Butter kann auch Schmalz oder Baumöl treten (von Letzterem für die Woche 0,5 l), oder wenn Beides fehlt, täglich 250 g Fleisch oder 125 g Speck mehr. Ein Jeder der Mannschaft erhält ferner wöchentlich 30 g Thee, 150 g Kaffe, 225 g Zucker und 0,25 l Essig. Ausserdem ist (von hier ausgehend) für die Mannschaft Bier mitzunehmen bis 54,3 l pr. Mann; wird kein Bier mehr gegeben, so erhält Jeder statt 150 g 225 g Kaffe wöchentlich. In Häfen, in welchen frisches Fleisch oder frische Fische zu erhalten sind, soll davon wöchentlich wenigstens zwei Mal gegeben werden.

Rostocker Proviantliste. Der Schiffer hat folgende Rationen zu verabreichen: für den Mann drei Mal in der Woche 500 g Rindfleisch, oder 375 g Schweinefleisch, oder 250 g Speck; vier Mal in der Woche 250 g Rindfleisch, oder 188 g Schweinefleisch, oder 125 g Speck. Zwei Mal in der Woche kann anstatt der halben Fleischration Fisch, wozu auch Häringe gerechnet werden, gegeben werden. Wöchentlich 500 g Butter und 3500 g hartes Brot. An jedem Lade- und Löschungsplatze, oder wo sonst der Schiffer sich längere Zeit aufhalten muss, ist er verbunden, der Schiffsmannschaft wöchentlich ein oder zwei Mal statt des gesalzenen Fleisches frisches Fleisch zu geben, wenn es in dem Orte zu haben ist. Im Mittelmeere, in den westlichen Gewässern und wo es sonst an guter Butter fehlt, erhalten die Leute wöchentlich auf den Mann 250 g Baumöl und 1/4 Flasche Essig. Zum Getränk erhält jeder Schiffsmann wöchentlich 17 g Thee, 84 g Kaffe und 67 g Cichorien oder statt der Cichorien nach Wahl des Schiffers 33 g Kaffe, in diesem Falle also 117 g Kaffe. Es hängt vom Gutbefinden des Schiffers ab, ob er Grütze, Erbsen, Bohnen, Kartoffeln — oder welche Zugemüse sonst und in welcher Reihenfolge — geben will; jedoch soll wenigstens einen Tag um den anderen mit dem Zugemüse gewechselt werden.

15. Auf Englischen Schiffen übliche Speiseskala.

	Brot g	Ochsen-fleisch g	Schweine-fleisch g	Mehl g	Melasse g	Zucker g	Kaffe g	Thee g	Reis g	Erbsen ccm	Fett g	Senf g	Essig ccm
Sonntag	454	680		227	42	454 wöchentlich	7	3,5			28	7 wöchentlich	284 wöchentlich
Montag	454		567				7	3,5	227	142			
Dienstag	454	680					7	3,5					
Mittwoch	454		567				7	3,5					
Donnerstag ...	454	680		227			7	3,5		142	28		
Freitag	454		567				7	3,5	227				
Sonnabend ...	454	680					7	3,5		142			

Wöchentliche Kostsätze für einen Auswanderer (in Gramm berechnet), nach den gesetzlichen Bestimmungen in Hamburg (Revidirte Verordnung vom 30. April 1855 §§ 8, 9; Bekanntmachung vom 8. Sept. 1856; Nachtragsverordnung vom 20. April 1868 §§ 4, 5; Anordnungen vom März 1869 §§ 7, 8, 9), Bremen (Verordnung vom 9. Juli 1866 § 16), England (Skala A. für Segelschiffe mit nicht längerer Reisedauer als 84 Tage und Dampfschiffe mit nicht längerer Reisedauer als 50 Tage. Skala B. für länger dauernde Reisen. Passengers Act. § 35; 26 & 27 Vict. c. 51, s. 9, 10) und nach dem Vertragsentwurfe (Appendix B). Diese Sätze gelten in Hamburg, England und nach dem Vertragsentwurfe für einen Erwachsenen (statute adult), so dass zwei Kinder zwischen 1 und 10 resp. 12 Jahren für einen Erwachsenen und Kinder unter einem Jahre garnicht gerechnet werden; in Bremen dagegen für jeden Passagier, also für Erwachsene und Kinder, unter alleinigem Ausschlusse der Kinder unter einem Jahre.

16. Wöchentliche Kostsätze für einen Auswanderer.

	Hamburg g	Bremen g	England A g	England B g	Vertrags-Entwurf g
Gesalzenes Ochsenfleisch	1000	750	567	567	567
» Schweinefleisch (Speck)	500	500 davon 100 geräuchert	454	454	454
Präservirtes Fleisch	—	—	—	454	—
Gesalzene Häringe ...	2 Stück	1 Stück	—	—	—
Butter	208,5	208,5	—	113	454
Schmalz	—	—	—	170	—
Weissbrot	2500	1250 1000 Schwarzbrot	1588	1588	2268 oder 1588 Schiffszwieback
Weizenmehl	500	211	454	907	454
Hafergrütze	—	—	680	454	680
Graupen	125	192	—	—	—

16. Fortsetzung.	Hamburg g	Bremen g	England A g	England B g	Vertrags-Entwurf g
Reis	250	154	680	227	680
Erbsen (Vertragsentwurf: Erbsen, Bohnen, Sauerkraut oder Perlgraupen)	375	308	680	680	680
Bohnen	187,5	192	—	—	—
Kartoffeln	3,44 Liter	2,1 Liter	907	907	1814
Sauerkohl	187,5	308	—	—	—
Pflaumen, getrockn. Obst	125	173	—	—	—
Rosinen	—	—	—	227	—
Citronensaft (innerhalb d. Tropen)	—	—	—	170	142 ccm
Zucker zum Citronensaft	—	—	—	—	50
Zucker	—	—	454	454	454
Syrup	57,6	77	—	—	—
Kaffe	67	58	—	—	—
Cichorien	—	20	—	—	—
Thee	9,5	8	57	57	57
Essig	0,14 Liter	0,24 Liter	142 ccm	142 ccm	142 ccm
Salz	—	für 100 ¹/₁₃ Sack	57	57	57
Senf	—	—	14	14	14
gemahlener Pfeffer	—	—	7	7	7
Wasser nördlich des Wendekreises	19,5 Liter	19,5 Liter	27,034 Liter	27,034 Liter	27,034 Liter
Wasser südlich des Wendekreises	22,3 »	22,3 »			

1 Hamburger Oxhoft = 217,37 Liter.
1 imperial gallon = 4 quarts = 8 pints = 32 gills = 4,543 Liter.
1 Englisches Pfund (avoir du poids) = 16 Unzen = 453,39 Gramm.

Neben obigen Sätzen sind folgende Substitutionen zulässig. In Hamburg 500 g gesalzenes Ochsenfleisch = 375 g gesalzenes Schweinefleisch = 250 g geräuchertes Schweinefleisch. Doch darf nie mehr als die Hälfte des Ochsenfleisches durch Schweinefleisch ersetzt werden. 2 Häringe = 250 g Stockfisch, einmal wöchentlich. Für den Anfang der Reise kann frisches Schwarzbrot statt Weissbrot mitgenommen werden; doch nicht mehr als 5000 g für jeden Passagier. Das vorgeschriebene Quantum Butter kann zur Hälfte ersetzt werden durch Schmalz oder durch geräucherten Speck, in welchem letzteren Falle 187,5 g Butter = 312,5 g Speck zu rechnen sind. Mit Einwilligung der Passagiere und namentlich bei Reisen nach südlich gelegenen Häfen kann ferner ein Drittheil der vorgeschriebenen Buttermenge durch süsse Marmelade erstezt werden, wobei 500 g Butter = 666,5 g Marmelade zu rechnen sind. Doch ist in allen drei Fällen die Butter zuerst zu verbrauchen. Schliesslich sind statt 6,8 l Kartoffeln 500 g trocknes Gemüse gestattet, und dürfen ferner die frischen Kartoffeln z. Th. durch getrocknete oder gepresste, und die getrockneten Gemüse z. Th. durch gepresste Gemüse in entsprechender Quantität ersetzt werden. In England und nach dem Vertragsentwurfe: 454 g präservirtes Fleisch = 454 g gesalzenes

Schweine- oder Rindfleisch. 454 g Mehl oder Brot oder Zwieback oder 227 g Rind- oder Schweinefleisch = 567 g. Hafermehl oder 454 g Reis oder 454 g Erbsen. 454 g Reis = 567 g Hafermehl. 113 g präservirte Kartoffeln = 454 g Kartoffeln. 283 g Korinthen = 227 g Rosinen. 99 g Kakao oder Kaffe = 57 g. Thee. 340 g Syrup = 227 g Zucker. 142 ccm mixed pickles = 142 ccm Essig. Für England besonders: 567 g an Bord gebackenes Brot = 454 g Mehl = 454 g Schiffszwieback = 567 g Hafergrütze = 454 g Reis = 454 g Erbsen.

An Speisen für Kranke und Kinder fordern Hamburg und Bremen für je 100 Personen auf 13 Wochen Reisedauer (bei längeren Reisen im Verhältnisse mehr) mindestens: Rothwein 20 Flaschen, Zucker 20 ℔, Sago 15 ℔, Hafergrütze 25 ℔, Perlgraupen 20 ℔. Dazu kommen in Hamburg für jedes Kind im Alter von 1 bis 6 Jahren (bei längerer Reise im Verhältnisse mehr) 3¼ ℔ Hafergrütze und 2½ ℔ Zucker, wogegen für jedes dieser Kinder 4 ℔ Erbsen und je 2 ℔ Bohnen und Sauerkohl weggelassen werden können. Ausserdem figuriren als Bestandtheil der Medicinkiste (fehlt in der Bekanntmachung vom 15. Juni 1878) für je 100 Passagiere: ½ ℔ kondensirte Milch und ⅛ ℔ Liebig's Extrakt, bis zu 200 Passagiere die Hälfte mehr, bis zu 300 Passagiere das Doppelte und bei mehr als 300 Passagieren das Dreifache obiger Sätze. Die Anordnungen vom März 1869 fügen dem zu, dass ein »ganzes Pfund kondensirte Milch mindestens, nach Verhältniss mehr« mitgenommen werden solle. Der Vertragsentwurf fordert ohne weitere Detailbestimmungen »for infants« 1814 g präservirtes Fleisch, 454 g Liebig's Extrakt, 908 g kondensirte Milch, 454 g Arrowroot, 454 g Zucker, 908 g Tapioka, 908 g Buchweizengrütze oder andere angemessene Artikel. In der Passengers Act fehlen alle bezüglichen Bestimmungen.

Für die Zubereitung und Vertheilung der Speisen auf Auswandererschiffen ist nach allen Gesetzen die Anstellung von einem resp. mehreren Köchen vorgeschrieben und werden ausserdem die Zwischendeckspassagiere beim Beginn der Reise vom Kapitän in eine Reihe von Tischgesellschaften (Back, engl. mess) zu je 8 bis 12 resp. 10 Personen getheilt, deren jede ihre Nummer erhält und sich aus ihrer Mitte einen »Backmeister« erwählt, welcher den Proviant in Empfang zu nehmen und zu vertheilen hat.

Um eine ausreichende Verpflegung auch bei unvermutheten Verzögerungen der Fahrt zu sichern, muss der mitzunehmende Proviantvorrath auf die muthmasslich längste Reisedauer bemessen werden. Zu dem Zwecke ist für die Hauptrouten der Auswandererschiffe die Maximalreisedauer gesetzlich normirt; für Frachtschiffe dagegen sind derartige Bestimmungen nicht vorhanden und auch wohl nicht auszuführen.

Als wahrscheinlich längste Dauer der Reise, für welche die Ausrüstung und Verproviantirung geschehen muss, werden für Auswandererschiffe von Bremen (Verordnung vom 9. Juli 1866 § 15 und Verordnung vom 20. Februar 1880) angenommen:

	für Segelschiffe	für Dampfschiffe
1) nach einer Gegend nördlich vom Aequator	13 Wochen	40 Tage
2) nach der Ostküste von Amerika, südlich vom Aequator bis zum La Platastrome, diesen eingeschlossen ...	16 »	60 »
3) nach südlich vom Aequator, jedoch nicht über Kap Horn oder Kap der guten Hoffnung hinaus belegenen Plätzen	18 »	60 »
4) nach über Kap Horn oder Kap der guten Hoffnung hinaus belegenen Plätzen, wenn der Aequator nicht zum zweiten Male passirt wird	24 »	80 »

	für Segelschiffe	für Dampfschiffe
5) und wenn der Aequator zwei Mal passirt wird....	28 Wochen	100 Tage

Für Dampfschiffe von einer Geschwindigkeit von mindestens 10 Knoten für die Stunde:

1) bei Fahrten nach der Ostküste Amerikas nördlich vom Aequator einschliesslich der Westindischen Inseln .... 30 »

2) bei Fahrten nach der Ostküste Amerikas südlich vom Aequator 45 »

Die Hamburger Bestimmungen (§ 7 der Revidirten Verordnung) sind ähnlich.

2.

Kaum ein Fehler der Gesundheitspflege auf Schiffen straft sich so schwer, wie die ungenügende Ausrüstung eines Schiffes mit **Trinkwasser.** Schilderungen der grausigen Nöthe von Schiffsbesatzungen in Folge von Wassermangel sind ja weit verbreitet. Deshalb erfordert dieser Punkt ganz besondere Beachtung.

In Bezug auf die Qualität sind selbstverständlich alle die Forderungen zu erfüllen, welche auf dem Lande an ein gutes Trinkwasser gestellt werden, worauf hier nicht weiter eingegangen werden kann. In zweifelhaftem Falle soll dasselbe lieber zu weich als zu hart sein, da das letztere leichter fault und zum Aufquellen und Kochen der Hülsenfrüchte ungeeignet ist. Aus diesem Grunde wird gutes Flusswasser gern verwendet. Schlimmsten F[illegible] muss man hartes Wasser durch Sodazusatz weich macher

Bei der [illegible]hl des Trinkwassers herrscht — abgesehen von Kriegs- und Auswan[illegible]schiffen — bei manchen Kapitänen eine grosse Sorglosigkeit; soll es doch noch vorkommen, dass Flusswasser mitten aus den Häfen eingenommen wird, »das Wasser müsse ja doch erst faulen, ehe es trinkbar wird«. Der Londoner Hafenarzt hat sogar urinhaltiges Trinkwasser auf Schiffen gefunden (Report 15 p. 17). Ebenso fehlt es fast überall an jeder amtlichen Kontrolle des Wasserhandels in den Häfen. Niemand kümmert sich darum, wo die Wasserschuten und -prahmen ihr Wasser schöpfen, in welchem Zustande der Reinlichkeit sich die Gefässe, Pumpen und Schläuche darauf befinden. — Eine besondere Aufmerksamkeit erfordert die Entnahme des Wassers in den Tropen, wo selbst manche, sonst gute Gewässer zeitweilig, namentlich nach heftigen Regengüssen durch reichliche Beimischung organischer Substanzen (z. B. menschlichen Düngers von Reisfeldern), eine direkt gesundheitsschädliche Beschaffenheit annehmen und zu gefährlichen Infektionsträgern werden können. — Unmöglich reichen die Kenntnisse von Seeleuten aus, unter den vielfach wechselnden Umständen die richtige Wahl zu treffen und können auch die bezüglichen Notizen in den üblichen Handbüchern (z. B. *Jülfs & Balleer,* die Seehäfen und Seehandelsplätze der Erde nach ihren hydrographischen, nautischen und kommerciellen Beziehungen, Oldenburg 1875) nicht als ausreichend angesehen werden. Daher dürfte es mit Hülfe der Konsuln und der Kriegsmarine immer mehr anzustreben sein, dass die besten Bezugsquellen von Trinkwasser in den verschiedenen Häfen amtlich festgestellt und bekannt gemacht würden. Manche werthvolle Notizen der Art finden sich im Marine-Verordnungsblatt unter der Ueberschrift »Benachrichtigungen«. Das Wasser darf nicht in Orten eingenommen werden, in welchen Epidemien herrschen, ferner nicht aus Flüssen und Bächen in der Nachbarschaft menschlicher Wohnungen, gewerblicher Anlagen u. s. w. geschöpft werden. Rasch fliessende, klare Bäche mit steinigem oder sandigem Untergrunde versprechen besseres Wasser, als solche mit langsamem Laufe, schlammigem Boden und reicher Vegetation an den Ufern. Flusswasser aus der Nähe der Mündungen muss gemieden werden, jedes stehende Wasser ist ganz ausgeschlossen. (Vergl. namentlich *Fuhrmann,* Beiträge zur Verpflegung mit Wasser an Bord von Kriegsschiffen. Beiheft zum Marine-Verordnungsblatt No. 11 vom 15. Sept. 1874 und die Kaiserliche Verordnung, betreffend »Versorgung der Schiffe mit Trinkwasser« vom 25. Febr. 1879 nebst zugehöriger sehr ausführlicher »Anleitung«.)

Zum Abkühlen des Wassers in den Tropen kommen wieder die gebrannten Thongefässe der Alten (gargoulette, alcarazas) in Aufnahme, deren Wände Wasser aufsaugen und an der Oberfläche unter Bindung von Wärme verdunsten lassen. Natürlich ist bei Benutzung derselben auf grosse Reinlichkeit zu halten, damit sich die Wände nicht mit organischer Substanz imbibiren.

In Bezug auf die Quantität dürften 4 Liter per Kopf und Tag, inklusive des zu Küchenzwecken zu verwendenden Wassers (ca. 1 Liter) allen Ansprüchen genügen (vergl. *Roth* und *Lex* l. c. Bd. I S. 112 und folgende), wie das auch annähernd von den oben mitgetheilten Speisetaxen erfüllt wird, so weit dieselben eine bezügliche Bestimmung, welche allerdings nirgends fehlen sollte, enthalten. Natürlich kann diese Menge aber nicht ausreichen, wo weitergehende Zwecke erfüllt werden sollen, wie Brotbacken, Kleinkinderwäsche oder Versorgung der Kajüten mit süssem Waschwasser oder gar Badewasser. Für Fälle derartig gesteigerten Bedarfes, wie sie namentlich auf Passagier- (Auswanderer-) und Kriegsschiffen vorkommen, auf denen dazu die hohe Kopfzahl der Schiffsinsassen ein an sich schon sehr bedeutendes Wasserquantum nothwendig macht, kann der erforderliche Vorrath kaum mitgenommen werden, weshalb destillirtes Seewasser hinzutreten muss.

Die Herstellung von Trinkwasser aus Meerwasser, auf deren technische Details hier nur oberflächlich eingegangen werden kann, bedeutet einen ganz hervorragenden Fortschritt in der Schiffshygiene, namentlich für alle Massenbeförderungen. Der dagegen erhobene Einwand, dass destillirtes Wasser wegen seines Mangels an Salzen zum Trinkwasser nicht genügen könne, ist allseitig als irrig erkannt worden und sind ferner alle anderweitigen Aussetzungen an diesem Getränke auf mangelhafte Apparate, noch häufiger auf mangelhafte Handhabung derselben zurückzuführen gewesen. Wird doch auf allen Kriegsmarinen in der Regel nur destillirtes Wasser getrunken. Die Hauptschwierigkeiten, mit denen die Technik dabei zu kämpfen hat, entstehen: 1) aus der Anwesenheit von organischen Substanzen, besonders in den Häfen in Form von Abfallstoffen aller Art, doch auch auf hoher See in Form von pelagischen Thieren, wodurch namentlich in die zuerst überdestillirten Mengen übelriechende und übelschmeckende Bestandtheile gerathen. Um dem vorzubeugen müssen diese zuerst übergehenden Mengen ausgeschlossen werden, oder es muss, wo das nicht angeht, das Destillat nachher mittelst Kohle durch Filtration gereinigt werden. 2) aus der Anwesenheit von Chlormagnesium im Seewasser, welches zur Bildung von Salzsäure und damit zur Lösung der Metalle in den Röhren Anlass giebt, worauf die früher häufigen Bleivergiftungen auf Schiffen zurückzuführen sind. Um dem zu entgehen, ist vor Allem auf Ausschliessung der gefährlichen Metalle und übrigens auch darauf Gewicht zu legen, dass in dem zu destillirenden Wasser keine zu hohe Koncentration eintrete, da dann erst jene Bestandtheile in grösserer Menge übergehen. Auch hat man empfohlen, das Wasser vor der Destillation unter Erwärmung mit Kalkmilch und Gerbsäure zu behandeln. 3) aus den Bewegungen des Schiffes, in Folge deren Seewasser zum Destillat überspritzen oder Kühlwasser in dasselbe gerathen kann. Diese letztere Gefahr besteht namentlich bei dem in der Deutschen Kriegsmarine eingeführten *Normandy*'schen Apparate, welcher neben der Destillation eine Zuführung frischer Luft zu dem Wasser erreichen will, um dasselbe schmackhafter zu machen. — An guten Apparaten und bei richtiger Handhabung derselben lassen sich alle diese Schwierigkeiten überwinden, zumal wenn man eine Filtration des Destillates durch Knochenkohle nachfolgen lässt, welche nie unterbleiben sollte. Namentlich soll der Apparat nur unter sachkundiger Aufsicht arbeiten; in Häfen oder wo sonst das Wasser viele organische Beimengungen enthält, soll nicht destillirt werden, ebensowenig bei stärkerem Seegange; auf Reinhaltung des ganzen Apparates und vornehmlich des Filters ist das grösste Gewicht zu legen. (Vrgl. *Fuhrmann* l. c.; ferner *Fonssagrives* p. 671—693; *Eulenberg* Gewerbehygiene. Berlin 1876, S. 125 u. 126; Beschreibung und Instruktion für den Gebrauch der Meerwasser-Destillirapparate in der Kaiserlichen Marine. Berlin 1880; *Macdonald* l. c. p. 139—146.)

Nach den Bestimmungen der Passengers Act und des Vertragsentwurfes braucht auf Auswandererschiffen nur die Hälfte des vorgeschriebenen Wasserquantums mitgenommen zu werden, wenn an Bord ein guter Destillirapparat vorhanden ist, welcher per Tag und Kopf der gesammten Schiffsbevölkerung 4,54 Liter liefert. Thatsächlich leisten manche Apparate vielmehr; z. B. liefern die Maschinen auf den Deutschen Kriegsschiffen bis zu 19,5 Liter per Tag und Kopf der Besatzung.

Bisher hatten die Destillirmaschinen in der Handelsmarine wenig Eingang gefunden; neuerdings mit dem Uebergange zur Dampfschifffahrt scheint indessen eine Aenderung eingetreten zu sein. Falls die dabei verwendeten, oft sehr einfachen Apparate keine Luft zum Wasser zuführen oder das letztere nicht durch Kohle reinigen, muss beides nachher ausgeführt werden, um das Getränk schmackhaft zu machen.

Wenn das Wasser auf einem Schiffe anfängt knapp zu werden, muss man das Regenwasser sammeln, dessen Schmackhaftigkeit durch Schütteln mit Luft erhöht wird. Ebenso kann Schnee- und Eiswasser gut zum Trinken benutzt werden. Man muss den Schnee oder das Eis dazu langsam schmelzen lassen, da dabei die im Wasser enthaltene Luft weniger leicht entweicht.

Zur Aufbewahrung des Wassers wurden früher nur hölzerne Fässer verwendet, welche auch jetzt noch auf manchen Handelsschiffen in ausschliesslichem Gebrauche sind und auch noch auf neueren Schiffen neben anderen Wasserbehältern zur Verwendung kommen. Dabei tritt regelmässig nach kürzerer oder längerer Zeit Fäulniss ein unter Entwickelung von Schwefelwasserstoff, was sich drei bis vier Mal wiederholen kann, ehe die Flüssigkeit sich dauernd klärt, und sehen alte Seeleute geradezu die mehrmalige Wiederholung dieses Processes als Vorbedingung einer guten Beschaffenheit des mitgenommenen Wassers an. Offenbar beruht diese Erscheinung auf einer Zerlegung der schwefelsauren Salze des Wassers durch die organischen Bestandtheile des Fassholzes; doch ist der speciellere chemische Hergang noch nicht völlig klargestellt.

Um dieser Verderbniss vorzubeugen hat man das für die Wasserfässer bestimmte Holz besonders ausgesucht, die Fässer selbst vor der Benutzung ausgeschwefelt oder an ihrer Innenfläche verkohlt. Indessen nützen diese und viele sonst vorgeschlagenen Mittel auf die Dauer nicht, weshalb jetzt vorwiegend eiserne Wasserbehälter (Tanks) benutzt werden, deren Einführung mit Recht als eine der wichtigsten Verbesserungen auf Schiffen gepriesen wird. In ihnen hält das Wasser sich vollkommen gut, wenn man nur ängstlich für ihre Sauberkeit sorgt und das Wasser selbst nicht viele organische Substanzen enthält, unter deren Einwirkung natürlich auch hier Fäulniss eintreten kann. Sie gestatten ferner durch ihre Bauart als integrirender Bestandtheil des ganzen Schiffes eine viel grössere Menge Wasser einzunehmen, als es in Fässern thunlich wäre. Doch haften auch ihnen Mängel an. Sie rosten sehr stark, wodurch ihre Dauerhaftigkeit leidet und das Wasser bei starkem Seegange verunreinigt wird. Der überall wiederholte Trost dafür, dass der Eisenrost ein gutes Mittel gegen die Anämie der Tropen sei, dürfte sich kaum als stichhaltig erweisen und hat man auch in der That durch verschiedenartige Auskleidungen Hülfe gesucht, unter denen die Anwendung des Cementes sich am meisten zu bewähren scheint, während man die Verzinkungen der Innenfläche und die Anstriche mit Kalk oder Mennig wieder verlassen hat; doch müssen auch die Cementirungen häufig auf Sprünge untersucht werden. Ferner ist bei den Tanks auf dauernden guten Verschluss zu sehen, damit nicht Ratten oder sonstige Verunreinigungen hineingerathen, auch namentlich dass nicht an Stelle des ausfliessenden Wassers unreine Luft, z. B. aus dem Lastraume in dieselben eintrete, weiter dass vor jeder Neufüllung eine gründliche Reinigung mit Entfernung auch des letzten Restes und Bodensatzes stattfinde und dass dabei nicht Geräthe zur Anwendung kommen, welche, wie z. B. Schwabber, leicht organische Bestandtheile zurücklassen.

Der Hergang bei der Fäulniss des Wassers in Holzfässern ist muthmasslich der, dass die organische Substanz des Fassholzes mit Hülfe der im Wasser enthaltenen Luft die schwefelsauren Salze (Kalk und Magnesia) zu Schwefelmetallen reducirt, worauf die letzteren durch die im Wasser enthaltene Kohlensäure in Schwefelwasserstoff und niederfallende kohlensaure Salze zerlegt werden, ein Process, der sich so lange fortsetzt, als der zu jener Thätigkeit der organischen Substanzen nothwendige Sauerstoff vorhält, welcher in der dem Wasser beigemischten Luft enthalten ist. Wird dann beim Oeffnen des Fasses durch Eintritt atmosphärischer Luft neuer Sauerstoff zugeführt, wobei die noch vorhandenen Schwefelverbindungen wieder zu schwefelsauren Salzen oxydirt werden, dann beginnt der Process von Neuem, der sein definitives Ende, eventuell nach neuen Unterbrechungen, erst dann erreicht, wenn alle Schwefelverbindungen aufgezehrt sind. Und das tritt bei hartem Wasser natürlich später ein, als bei weichem.

Zur Klärung dieser Frage machte *Chevreuil* (*Fonssagrives* l. c. p. 660) folgende Versuche. Er that zu Pariser Brunnenwasser, welches sehr reich an Gyps ist, und das er in einer Glasflasche mit eingeschliffenem Stöpsel aufgehoben hatte, Späne von Eichenholz. Darnach nahm das Wasser bald einen fötiden Geruch an, während eine andere Probe unverändert blieb, welche er ohne jene Späne in einer anderen Flasche verschlossen hatte. Destillirtes Wasser mit Eichenholzspänen färbte sich, ohne einen Geruch anzunehmen; dagegen konnte er in destillirtem Wasser, zu dem er eine kleine Menge Lindenblüthen und Gyps gethan hatte, die Entwickelung von Schwefelcalcium nachweisen.

Für die Beschaffenheit der Fässer auf Auswandererschiffen, von denen dieselben noch immer nicht ganz verschwunden sind, gelten nach den verschiedenen Gesetzen ziemlich übereinstimmende Vorschriften. Es sollen namentlich gereinigte Palmöl-, Sprit- oder Weinfässer benutzt werden. Sie sollen nicht aus harzigem oder weichem Holze bestehen, sondern süsse Fässer sein, gut ausgebrannt, stark und mit eisernem Bande versehen. (Bremer Verordnung § 16. Hamburg, Nachtrags-Verordnung § 5, Anordnungen vom März 1869, 13. Passengers Act § 33).

Zur Reinigung verdorbenen Trinkwassers geschieht wenigstens auf Kauffahrteischiffen überraschend wenig. Jeder Kapitän, den man darnach fragt, weiss genug von den Leiden zu erzählen, den Durst nur mit faulem Wasser haben löschen zu können, doch nichts von den Abhülfen dagegen. Anders steht es auf Kriegsschiffen. Oft soll es schon helfen, das unreine Wasser durch einige Tage der freien Luft auszusetzen oder dasselbe mit Luft zu schütteln, übrigens werden Zusätze der verschiedensten Art, wie Alaun, hypermangansaures Kali, Eisenchlorid u. s. w. empfohlen, doch haben selbstverständlich alle Klärungen durch Fällung beim Schwanken des Schiffes ihre Schwierigkeiten. (Vgl. *Parkes* l. c. p. 28; *Roth* & *Lex* Bd. 1. S. 100.) Für geringe Mengen kommen ausserdem das Gefrierenlassen (auf Kriegs- und Passagierschiffen, welche mit Eismaschinen ausgerüstet sind) oder das Aufkochen in Betracht, letzteres namentlich unter Zusatz gerbsäurehaltiger Mittel, wie Thee oder Rothwein, welche gleichzeitig am besten den faden Geschmack korrigiren. Auch kann man das gekochte Wasser durch Schütteln in frischer Luft oder durch Peitschen mit Reisig, wobei es Luft aufnimmt, wieder schmackhafter machen.

Wichtiger und wirksamer als alle diese Mittel ist jedenfalls das Filtriren durch Holzkohle; selbst das Hineinwerfen einiger Stücke davon kann schon von überraschendem Nutzen sein. Die dazu erforderlichen Apparate können in einfachster Weise hergestellt werden (vrgl. z. B. *Herwig* l. c. S. 37; *Hornemann* l. c. p. 27) und ist überdies die verunreinigte Kohle durch Auswaschen (wobei es vermieden werden muss, die Kohle zu Pulver zu zerreiben) und nachfolgendes Glühen (in einem bedeckten eisernen Gefässe, um den Verlust durch Abbrennen zu vermeiden) jeder Zeit wieder verwendbar zu machen.

Auf der Deutschen Kriegsmarine wird zur Reinigung trüben Wassers, welches reichlich organische Substanzen enthält, ein Zusatz von Eisenchloridflüssigkeit und von doppelkohlensauren Natron empfohlen. »Zur Klärung von 100 Liter Wasser reichen von ersterem 20—30 g und von letzterem 30—45 g hin. Man giebt zuerst die Eisenchloridflüssigkeit zum Wasser, rührt stark durch und fügt dann das in seinem 20—25fachen Gewichte Wasser gelöste doppelkohlensaure Natron hinzu. Es entsteht nun unter Bildung von Kochsalz ein Niederschlag von Eisenoxyd, der die im Wasser suspendirten Körper einhüllt und mit niederreisst. Auch die im Wasser gelösten organischen Substanzen werden dadurch verringert. Die Abscheidung des grössten Theiles des Niederschlages ist stets abzuwarten; die Bildung desselben wird durch wiederholtes starkes Umrühren befördert; ein etwaiger Rest von Eisenoxyd wird durch Filtration ausgeschieden« (l. c. § 19, 3).

III. Vorsorge gegen bestimmte Schädlichkeiten des Seelebens.

1.

Neben der Sorge für gesunde Wohnräume und frische Luft, für gute Ernährung und reines Trinkwasser, umfasst die Schiffshygiene selbstverständlich auch alle anderen Aufgaben der allgemeinen Hygiene, als da sind Sorge für zweckmässige Bekleidung, für die nöthige Hautpflege, für richtigen Wechsel von Ruhe und Arbeit, von Wachen und Schlafen u. s. w.; doch würde eine Besprechung aller dieser Punkte — trotz ihrer Wichtigkeit — wenigstens für die Handelsmarine kaum über einige sehr allgemeine Betrachtungen hinausführen können, weshalb hier nicht näher darauf eingegangen werden soll. Auch sind manche der hier einschlägigen Verhältnisse schon früher in dem Abschnitte über die Reinlichkeit besprochen worden. Dagegen müssen verschiedene der Gesundheit der Seeleute speciell drohende Schädlichkeiten eingehender erwähnt werden.

Unter diesen liegt eine der wichtigsten in der **Lebensart der Seeleute** selbst; vor Allem in der unendlichen Sorglosigkeit in Bezug auf das eigene Leben und die eigene Gesundheit, so rühmenswerth gegenüber den Gefahren der See, wie bedenklich gegenüber den Gelegenheiten zum Erkranken.

In dieser Sorglosigkeit gehen sie oft genug schon krank auf See und wählen dazu noch Reisen, welche gerade für ihr specielles Leiden besonders ungünstig sind. Brustschwache fahren in der Nordsee oder dem nördlichen Atlantischen Ocean, Leute mit chronischer Dysentrie gehen immer und immer wieder nach China und Indien, Matrosen, welche schon oft von Malaria befallen wurden, kehren doch immer wieder in die ihnen als gefährlich bekannten Gegenden zurück. Besonders häufig sind

Geschlechtskrankheiten, welche aus naheliegenden Gründen so lange wie möglich verheimlicht werden. Darüber kommen die Kapitäne oft genug in die Lage, gerade dann, wenn sie ihre eben ausreichend bemessene Mannschaft am meisten brauchen — so auf der Ausfahrt von unseren Deutschen Häfen durch die Nordsee und den Kanal — einzelne oder mehrere ihrer Leute wegen Epididymiten, Bubonen u. s. w. vom Dienste befreien zu müssen. Manchmal soll mehr als die halbe Mannschaft krank sein.

Bei solcher Sachlage wäre eine obligatorische, amtliche Untersuchung der Seeleute vor der Anmusterung mit Zurückhaltung der Krankbefundenen im allseitigen Interesse höchst erwünscht, obgleich alle noch im Inkubationsstadium von Geschlechtskrankheiten Befindlichen durchschlüpfen würden, und manche neue Erkrankungen in angelaufenen auswärtigen Häfen, unter denen namentlich die Ostasiatischen als gefährlich bekannt sind (vrgl. Tabelle 1), erworben werden. In England kann eine solche Untersuchung vom Rheder oder Kapitän wenigstens gefordert werden (30 u. 31 Vict. c. 120 s. 10, »whether such seaman is in a fit state for duty at sea«), während in Deutschland alle derartigen Bestimmungen fehlen; doch pflegen wohl die grossen Dampfschiffskompagnien durch ihre eigenen Aerzte eine Untersuchung vornehmen zu lassen.

Vergleiche hierüber namentlich *Harry Leach* in seinem 5. half-yearly Report of medical officer of health for the port of London to the 31. Dec. 1875 pag. 13 unter Health of Seamen.

Besonders hart straft sich oft die Verheimlichung von Geschlechtskrankheiten, da auf die Entdeckung derselben in der Regel die kritiklosest eingeleiteten Quecksilberkuren und starken Aetzungen zu folgen pflegen, in denen sich der therapeutische Thatendrang der Kapitäne mit besonderer Vorliebe entäussert. Ferner gehen dem »syphilitisch« kranken Seemanne auf Grund der §§ 50 und 57, 4 der Deutschen Seemanns-Ordnung alle die Vortheile verloren, welche sonst kranken Seeleuten zu Theil werden.

Von manchen Seiten ist eine ähnliche Kontrolle mit Rücksicht auf die Geschlechtskrankheiten auch für die Auswanderer gefordert worden, unter Hinweis auf vielfache warnende Erfahrungen auf Auswandererschiffen. Die Untersuchung würde aber offenbar nur von Nutzen sein, wenn sie auch auf die weiblichen Passagiere ausgedehnt würde. Da davon nicht die Rede sein kann, wird auf diesem Wege die Abhülfe nicht gesucht werden können. Dagegen ist durch die jetzt überall vorgeschriebene Trennung der allein reisenden Männer, der allein reisenden Weiber und der in Familien Reisenden, auch in dieser Beziehung schon Vieles gebessert, nur wird man den Begriff der Familie wesentlich enger fassen müssen, als es in Deutschland zu geschehen pflegt, mögen damit nach anderen Richtungen hin auch manche Härten verbunden sein. Auch ist darauf zu achten, dass zwischen den genannten drei Abtheilungen eine Kommunikation unmöglich ist, namentlich auch, dass jede derselben ihren eigenen, gesonderten Eingang vom Deck aus hat.

Weiter macht sich die Sorglosigkeit der Seeleute geltend in der oft höchst mangelhaften Ausrüstung der Einzelnen, namentlich in Bezug auf die Bekleidung und in der Nichtachtung aller Vorsichtsmaassregeln, welche an Bord vorzüglich gegenüber der Nässe und Kälte und am Lande gegenüber den Schädlichkeiten des Klimas geboten sind. Dazu kommen die groben Excesse in baccho et venere am Lande nach der Gebundenheit des monotonen Seelebens, die auf See ausserordentlich verbreitete Masturbation und der übermässige Tabackgenuss, namentlich das Tabackkauen; alles Umstände, welche im hohen Grade geeignet sind im Verein mit den unvermeidlichen Schädlichkeiten des Seelebens, die Gesundheit des Matrosen nach und nach zu untergraben.

Der **Beruf der Heizer** auf Dampfschiffen. Trotz aller Ventilation kann die Temperatur im Heizraume unter ungünstigen Umständen auf ganz ausserordentliche Höhen ansteigen, bis zu 70 und mehr Grad Celsius z. B. im Rothen Meere oder in der Strasse von Malakka; auch unter günstigen Umständen sinkt sie kaum unter 35—45 ° C. (die Temperatur im Sudatorium eines römisch-irischen Bades pflegt 50—55 ° C. zu betragen). Dabei treffen die strahlende Wärme der Feuer, Aschen- und Kohlenstaub direkt die mehr oder minder entkleideten Leiber der schwer arbeitenden Männer, welche dann von Zeit zu Zeit sich mit kaltem Wasser begiessen, oder wie sie sind, von Schweiss triefend, auf das zugige Oberdeck stürzen, um Abkühlung zu suchen in einer oft um 20 und mehr Grad kühleren Umgebung. Dazu kommen die Beeinträchtigungen der Verdauung durch die enormen Mengen hinuntergegossenen Wassers (4—8 l pr. Tag), das noch überdies in der Regel mit Essig angesäuert wird. Natürlich werden die Leute bei solchem Leben bleich und schlaff, es entwickeln sich Haut- und Augenkrankheiten, oft kommt es zu Herz- und Lungenleiden. Die allerdings nie zureichenden Abhülfen bestehen in Verwendung Eingeborener als Heizer auf sehr heissen Fahrten, in einer möglichsten Ventilation des Heizraumes, häufiger Ablösung im Dienst, Belehrung und eventuell disciplinarischem Zwange gegenüber den Erkältungsgelegenheiten, in zweckmässigen Badeeinrichtungen und Herstellung eines geeigneten Getränkes. Für letzteren Zweck werden namentlich schwache Thee- und Kaffeeaufgüsse mit etwas Zucker und sehr wenig Branntwein, abgekühlter, dünner Haferschleim oder dünne Mehlsuppen empfohlen.

Nach Beobachtungen an Bord S. M. Schiff »Hansa« (St. S.-B. 1879—80, S. 45) kommt es bei den Heizern unter grosser Hitze zu nicht unwesentlichen Steigerungen der Körpertemperatur, bis zu 39 ° C.

Ein Erlass des Chefs der Admiralität vom 31. Oct. 1876 schreibt vor: »Da die Gesundheit des an Bord S. M. Schiffe u. s. w. eingeschifften Heizer-Personals auf der Tour durch das Rothe Meer bei dem daselbst im Sommer herrschenden hohen Wärmegrade durch die Bedienung der Schiffs-Kessel gefährdet ist, so bestimme ich hierdurch, dass die Kommandos derjenigen Schiffe und Fahrzeuge S. M., welche im Sommer das Rothe Meer zu passiren haben, berechtigt sein sollen, für die Strecke von Port Said resp. Suez bis Aden und umgekehrt eingeborne Heizer zu engagiren, und zwar im Verhältniss von $^{2}/_{3}$ zu der etatsmässigen Anzahl von Heizern.«

Von den auf Schiffen vorkommenden **Vergiftungen** sind schon oben die Vergiftungen mit Quecksilber und Terpentin (S. 27), durch Schwefelwasserstoffgas (S. 20) und Kohlensäure (S. 28) erwähnt worden. Den letzteren nahestehend sind die Vergiftungen beim Reinigen der Maschinenkessel, wenn die Arbeiter vor Abkühlung derselben und ehe dort entstandene schädliche Gase haben entweichen können, hineinsteigen. Wenn das Wasser abgelassen ist, die Kessel aber noch heiss sind, zersetzen sich dort nemlich die im Kesselstein entstandenen organischen Substanzen unter Entwickelung von Kohlensäure, Kohlenoxyd, Kohlenwasserstoffen, Ammoniak, Schwefelwasserstoffen resp. Schwefelammonium, und bietet »der Kesselstein resp. der Kesselschlamm aus den Dampfkesseln der Seeschiffe die Bedingungen zur Bildung dieses Gasgemisches im höchten Grade dar«. (Vrgl. *Eulenberg* Gewerbehygiene, S. 123, 124 und *Fonssagrives* l. c. p. 314, wo ein einschlägiger Fall mitgetheilt wird.)

Viel häufiger sind Bleivergiftungen in Folge von Unvorsichtigkeiten bei der Anwendung von Bleifarben, unter denen namentlich die Mennige auf eisernen Schiffen eine sehr ausgedehnte Verwendung finden. Gegenüber dieser Gefahr ist vor Allem darauf zu sehen, dass die Leute, welche sich beim Anstreichen mit jenen Farben die Hände beschmutzt haben, vor dem Einnehmen der Mahlzeiten sich reinigen. In früheren Jahren waren auch Bleivergiftungen, herbeigeführt durch bleierne oder bleihaltige Röhren an den Destillations-Apparaten für Seewasser zum Trinken und durch bleihaltige Trinkgeschirre nicht selten. Namentlich in der Französischen Kriegsmarine spielte diese Frage, welche eine ganze Litteratur hervorgerufen hat (*Lefèvre*), eine grosse Rolle. Dabei stellte es sich auch heraus, dass die Mehrzahl der Fälle von »colique sèche«, welche auf den an der Westküste Afrikas stationirten Schiffen zur Beobachtung kamen, auf Bleikolik zurückzuführen seien. Seitdem man das Blei aus allen Apparaten verbannt hat, ist die Angelegenheit verstummt.

Von der Englischen Flotte erzählt *Macdonald* (l. c. p. 248) von häufigen Vergiftungen durch **Chlorzink**, veranlasst durch Verwechselung der zur Desinfektion bestimmten, geruchlosen Lösungen dieses Mittels mit Getränken.

Schliesslich wären noch die Vergiftungen durch giftige Pflanzen und Thiere namentlich in den Tropen zu erwähnen; doch liegt es nicht in dem Plane dieser Arbeit, hier des Näheren darauf einzugehen. Namentlich *Fonssagrives* giebt ausführliche Mittheilungen darüber mit Abbildungen, auch findet sich das Wichtigere davon bei *Wilh. Hornemann* l. c. In einzelnen überseeischen Häfen besteht ferner die nachahmungswerthe Sitte, dass der Lootse dem Führer jedes einlaufenden Schiffes eine Abbildung der dort vorkommenden giftigen Fische einhändigt.

Der Wechsel der Witterung. Gegen Nässe, Kälte, Wind und gegen die mit dem Klimawechsel verbundenen Temperaturschwankungen der Luft, bietet kein Beruf so wenig Schutz wie der des Seemannes. Doch giebt es auch im Seemannsleben gar manche »Erkältungsgelegenheit«, welche ohne Schaden für die Schifffahrt recht gut gemieden werden könnte. Dahin gehört längere Ruhe in zugiger Luft und kaltem Winde nach anstrengender, schweisstreibender Arbeit, z. B. in der Kriegsmarine im Bootsdienste beim Aufsetzen von Segeln, oder beim Warten am Ufer nach langem Rudern, Schlafen an feuchter oder zugiger Stelle, neben offenen Niedergängen oder auf Deck bei Thaufall, das Verbleiben in nassen Kleidern während der Ruhe u. s. w. Durch Belehrung und Zwang wie durch verständige Anordnungen wird der Kapitän manches erreichen können. Namentlich wäre darauf zu halten, dass die oft sehr dürftige Ausrüstung der Seeleute in Bezug auf ihre Bekleidung wenigstens einen einmaligen Wechsel auch der Unterkleider gestatte, wie das auf allen Kriegsmarinen vorgesehen ist. Ferner ist daran zu erinnern, dass durch rechtzeitige Verabfolgung von heissem Getränk (Kaffe, Thee) oder Spirituosen den Folgen mancher Durchkältung vorgebeugt werden kann.

Nach § 15 des Reglements über die Schiffsverpflegung vom 13. Mai 1879 ist es gestattet bei nasser und kalter Witterung, sowie bei anstrengenden Dienstverrichtungen 0,07—0,14 l Branntwein zu verabreichen, ferner erhalten die Mannschaften eine Extraportion von Kaffe und Thee mit Zucker bei Nacht- und Morgenwachen, bei nasser Witterung, wenn das Thermometer unter minus 6° C. sinkt, oder wenn die Mannschaft in Folge der Reise (von den Tropen nach den heimischen Häfen während des Winters) aus einem warmen bzw. heissen Klima plötzlich in kaltes Klima kommt, beim Bootsdienst in späten Abend- und Nachtstunden oder bei kühler und nasser Witterung bei Rückkehr an Bord; zwei Portionen davon wenn das Thermometer unter minus 12° C. sinkt. »Bei Expeditionen nach den Polargegenden ist der Genuss spirituöser Getränke zu beschränken, dagegen Kaffe und Thee in reichlicherem Maasse und eine fettreichere Kost zu empfehlen. Bei anstrengendem Dienste in heisser Witterung sind den Mannschaften Spirituosen nicht zu verabreichen, sondern ist ihnen eine abgekühlte dünne Mehlsuppe zu gewähren«.

Wie schon in der Einleitung angedeutet worden, wird es von den Seeleuten in der Regel lebhaft bestritten, dass von den erwähnten Temperatur- und Feuchtigkeitsschwankungen wesentliche Gesundheitsschädigungen ausgehen. Mit Bezug auf Lungenkrankheiten mag das seine Richtigkeit haben, sonst würden die Fischer, Lootsen und Küstenschiffer sich nicht einer so besonders guten Gesundheit erfreuen. Anders aber dürfte es wohl stehen mit den Nierenkrankheiten und namentlich den chronischen Gelenkleiden, denen kaum ein alter Seemann entgeht. Auch ist nicht zu vergessen, in wie hohem Grade »Erkältungen« zur Infektion mit manchen Krankheiten, namentlich mit Malaria, prädisponiren.

Das Tropenklima erfordert, abgesehen von den gesondert zu besprechenden Vorkehrungen gegen Infektionskrankheiten vornehmlich Anpassung des ganzen Lebens an die erhöhte Lufttemperatur, Schutz gegen die direkten Strahlen der Sonne, wie auch Schutz gegen die durch Thau- und Regenfall bewirkten Schwankungen der Temperatur und der Feuchtigkeit. In Bezug darauf ist namentlich folgendes zu beobachten.

Nach den Tropen gehende Schiffe sollen einen helleren Anstrich erhalten, da die schwarze Farbe die Wärme stark absorbirt; doch ist dabei auf Deck die ganz weisse Farbe zu meiden, um den für die Augen schädlichen Reflex der Sonnenstrahlen zu mildern. Nach dieser Regel sind die nach den Tropen bestimmten Französischen Kriegsschiffe und die Transportschiffe der Englischen Marine aussenbords ganz weiss gemalt, viele Handelsschiffe zeigen einen grauen oder grünen Anstrich. Am wenigsten folgt man dieser Vorschrift noch bei eisernen Schiffen, obgleich dieselben noch viel rascher als Holzschiffe die Wärme der Umgebung annehmen. Uebrigens ist in Bezug auf die Beschaffenheit der Schiffe auf möglichst weite Räume für Mannschaften und Passagiere und besonders gute Ventilation zu sehen.

Wie viel in dieser Beziehung geleistet werden könne, zeigen die eigens für den Tropendienst erbauten und nur zur Beförderung von Kajütenpassagieren bestimmten neueren grossen Passagierdampfschiffe, z. B. der nach Ostindien fahrenden Peninsular and Oriental Line oder der nach Westindien gehenden Royal Mail Steam Company. Auch wird man manches davon auf den Deutschen Linien nicht vermissen. Wo es angeht, werden statt Scheidewänden und Thüren leichte Vorhänge verwendet, anderen Falles ist das Holzwerk Jalousienartig durchbrochen, so dass ein reichlicher Luftwechsel namentlich in den Kabinen stattfinden kann. Die Wände, welche die letzteren untereinander und vom Salon trennen, reichen nicht bis unter das darüber liegende Deck, so dass auch hier ein Luftaustausch vor sich geht. — Jede Kabine hat einen kleinen »Ventilator«, welcher zu dem geöffneten Seitenlichte hinausgesteckt werden kann. Diese Apparate bestehen aus einer einfachen Blechrinne von etwa 1 bis 2 Fuss Länge und von dem gleichen Radius wie das Seitenlicht. In dem letzteren werden sie so befestigt, dass die Rinne nach vorne offen ist, so dass die Luft, welche bei der Vorwärtsbewegung des Schiffes an ihnen sich fängt, zu dem Inneren des Schiffes hineingeleitet wird. Demselben Zwecke und in wesentlich derselben Anwendungsart dienen auf anderen Schiffen Stücke Segeltuch, welche zwischen zwei kleinen parallelen Stangen ausgespannt sind und unter den nach aussen und oben aufschlagenden Seitenfenstern hängen. — Ueber dem Tische im Salon hängt der ganzen Länge nach ein kurzer schwerer Vorhang, der durch Hände- oder Maschinenkraft in Bewegung gehalten wird, um als Fächer zu wirken, die in Indien allgemein gebräuchliche »Pankha«. — Auf einzelnen Schiffen findet man auch noch im Spardecke um den Fockmast einen besonders grossen Raum, der als Lesezimmer eingerichtet ist. In demselben können beiderseits grosse Luken geöffnet werden, welche in's Freie führen, wobei man je die eine der beiden nach aussen schlagenden Thüren so feststellt, dass auch sie wie jene zu den Seitenlichtern hinausgesteckten Ventilatoren frische Luft auffängt und dem Schiffsinneren zuführt. Für die fernere Ventilation begnügt man sich oft nicht mit den gewöhnlichen Ventilatoren; es ist sogar in Vorschlag gebracht worden, künstlich gekühlte Luft mittelst Maschinenkraft in das Schiffsinnere zu treiben mit Hülfe der oben erwähnten *Bell-Colemann*'schen Kaltluftmaschinen. Die Kabinen sind besonders geräumig, ebenso die einzelnen Kojen. Die letzteren sind, um den Schlafenden einen freieren Luftraum über sich zu gewähren, nicht übereinander angebracht, sondern in ungleicher Höhe rechtwinkelig zu einander, so dass nur die Fussenden sich kreuzen, eine Einrichtung, welche übrigens auch, namentlich in Deutschland, ihre Gegner hat, da derjenige, welcher in der quer zur Schiffsaxe stehenden Koje liegt, sehr unter den Rollbewegungen des Schiffes zu leiden hat nnd dadurch leichter der Seekrankheit verfällt, weshalb nur der Längsrichtung parallel liegende Kojen als zulässig erklärt werden. — An vortrefflichen Badeeinrichtungen fehlt es nirgends.

Ueber Deck müssen Sonnensegel in genügender Höhe ausgespannt werden; eventuell sind dieselben ebenso gegen die heftigen tropischen Regengüsse zu verwenden. Es ist vortheilhaft, Nachts auf dem Deck zu schlafen, doch nur dann, wenn durch Sonnensegel und seitlich herabhängende Segeltücher, durch Zelte oder durch vollständiges Zudecken mit Segeln die Einwirkung des Thaufalles ausgeschlossen ist. In den Häfen soll wo möglich in der heissesten Tageszeit die Arbeit ganz eingestellt werden, wobei zu bemerken ist, dass bei manchen Beschäftigungen gegen die horizontal einfallenden Strahlen der Morgen- und Abendsonne schwerer Schutz zu finden ist, als gegen die senkrechten Strahlen der Mittagssonne. Wo es angeht sollen einheimische Arbeitskräfte zur Hülfe genommen werden.

Eine Verordnung des Chefs der Admiralität vom 2. April 1880 zur Verhütung von Hitzschlag und Sonnenstich (M. V.-Bl. 15. April 1880), welche als § 11 a der »Instruktion für die Aerzte etc.« einzufügen ist, schreibt Folgendes vor:

»Bei heissem, schwülen Wetter mit gleichzeitiger Windstille oder schwacher Windbewegung ist der Eintritt von Hitzschlag oder Sonnenstich unter der Besatzung zu besorgen. Namentlich ist im Rothen Meer während der Sommermonate auf Schiffen, welche eine rasche Reise aus kälteren Breiten gemacht haben, Hitzschlag nicht selten. Unter diesen Umständen empfehlen sich zur Verhütung solcher Erkrankungen nachstehende Maassregeln:

1) Exerzitien und Arbeiten sind auf das zulässig geringste Maass zu beschränken; namentlich sind schwerere Arbeiten und Arbeiten in der Sonne und während der heissesten Zeit des Tages möglichst zu meiden. Die Musterungen sind abzukürzen und die Posten häufiger als gewöhnlich abzulösen.

Besonders für das Maschinenpersonal ist nach Erleichterung des Dienstes während des Dampfens zu streben und es wird betreffs Verwendung von Eingeborenen im Maschinenraum auf die Verfügung vom 31. October 1876 und betreffs öfterer Ablösung des Heizerpersonals auf § 9 dieser Instruktion verwiesen.*)

2) Ueber das ganze Schiff werden Sonnensegel gespannt und zwar möglichst hoch über Deck, damit die Luft frei durchstreichen kann. Am besten wird die Hitze durch doppelte Sonnensegel abgehalten, welche so übereinander gespannt werden, dass sie einen Zwischenraum von 1/4 bis 1/2 m zwischen sich haben. Auch für die Kommandobrücke, für Rudergänger, Posten und Ausguckleute ist Schutz gegen die Sonne zu schaffen. Mehrmals täglich werden die Sonnensegel und das Oberdeck mittelst der Spritze mit Wasser besprengt. Bei Sonnenuntergang werden die Sonnensegel weggenommen. Für möglichste Lüftung des Schiffes ist zu sorgen.

3) Am Tage halten sich die Mannschaften vorwiegend auf Oberdeck auf; auch die in den unteren Schiffsräumen dienstlich beschäftigten Leute haben nur so lange, als durchaus nothwendig, daselbst zu verweilen.

Das Essen und das zusammengedrängte Schlafen im Zwischendeck ist unstatthaft; auf Schiffen ohne Batteriedeck schläft ein Theil der Mannschaft am besten Nachts auf Oberdeck unter den nöthigen Vorsichtsmaassregeln gegen Erkältung.

4) Mehrmals täglich — mindestens Morgens und Abends — werden Bäder und Abspülungen des ganzen Körpers angeordnet; wenn hierzu Seewasser verwandt wird, so muss zur Vermeidung von Hitzausschlag die Haut mit frischem Wasser nachgespült werden.

5) Die Mannschaft wird zum häufigen und reichlichen Trinken von Wasser angehalten; jedoch ist nicht der Genuss von grossen Mengen von Wasser auf einmal, sondern der regelmässige Genuss kleinerer Portionen von Nutzen. Das Trinkwasser wird möglichst abgekühlt, entweder rein oder mit Essig, Zitronensäure oder mit kaltem Kaffee oder Thee vermischt, verabreicht. Der Genuss von Spirituosen ist durchaus untersagt.

6) Die Kleidung sei leicht und lose; zur Kopfbedeckung eignet sich am besten der Strohhut.

7) Die Mannschaft wird jeden Abend durch den Arzt besichtigt; hierbei richtet derselbe sein Augenmerk besonders auf diejenigen Leute, welche eine schwächliche Körperkonstitution haben oder durch vorhergegangene oder bestehende Krankheiten, durch Anstrengung, Nachtwachen etc. geschwächt sind. Solche Leute, welche über Beklemmung oder Ohnmachtsgefühl klagen, oder bei welchen neben ungewöhnlicher, dunkler Röthung des Gesichts eine Stockung der Schweissabsonderung sich zeigt, oder bei welchen Spuren von Benommenheit des Kopfes zu bemerken sind, bestehend in unsicherem, taumelnden Gange, in langsamen, stotternden oder verwirrten Antworten etc. sind des beginnenden Hitzschlages verdächtig und sind ungesäumt der geeigneten Behandlung zu unterwerfen.

---

*) Die citirte Verfügung vom 31. Okt. 1876 findet sich oben abgedruckt (Seite 90). § 9 der Instruktion empfiehlt öftere Ablösung des Heizerpersonals. „Ist diese Schonung wegen der geringen Zahl nicht ausführbar, so ist zu rathen, dass dieses Personal durch Heranziehung von anderen Mannschaften zeitweise verstärkt wird".

8) Die Behandlung besteht hauptsächlich in der Abkühlung des Körpers. Der Kranke wird vollständig entkleidet und mit erhöhtem Oberkörper an einem schattigen, luftigen Ort auf Oberdeck gelagert. Hier wird ihm frische Luft zugefächelt und eine reichliche Menge Wasser in kurzen Zwischenräumen eingeflösst oder bei nicht mehr gehörigem Schlucken als hohe Darmeinspritzung durch den Mastdarm zugeführt. Kalte, langdauernde Vollbäder, deren Wasser öfters zu erneuern ist, oder anhaltende Uebergiessungen des ganzen Körpers mit kaltem Wasser in halb sitzender Stellung des Kranken sind die besten Mittel zur Herabsetzung der erhöhten Körpertemperatur.

Die weiteren Maassnahmen sind vom Arzt zu bestimmen.«

Die Kleidung muss den grossen Anforderungen, welche das Tropenklima an das vasomotorische Nervensystem namentlich der Neuangekommenen stellt, möglichst zur Hülfe kommen; daher soll sie möglichst hell, nicht fest anliegend, sondern weit und bauschig sein. Ob dazu aber das unter allen Seeleuten geltende Dogma, dass die dicken wollenen Unterkleider in den Tropen nicht abgelegt werden dürfen, die richtige Vorschrift sei, muss wenigstens zweifelhaft erscheinen, da die Regulirung der namentlich durch die profusen Schweisse und die Schweissverdunstung herbeigeführten Wärmeabgabe doch gewiss ebensogut durch leichtere Stoffe aus Halbwolle und selbst Baumwolle erreicht werden könnte, während die durch die dicke Wolle unzweifelhaft bewirkte erhebliche Steigerung der Schweissabsonderung fortfiele. Auch ist ein grosses Gewicht auf häufigen Wechsel und häufige Wäsche der Unterkleider zu legen, da jene mit sich zersetzendem Schweisse und Salzwasserkrystallen imprägnirten Bedeckungen der in den Tropen so lebhaft funktionirenden Haut bald für jeden Luftwechsel undurchgängig werden und dem Entstehen von Hautkrankheiten (rother Hund, lichen tropicus, Furunkel, Phlegmonen; vrgl. Tabelle 1) vielfachen Vorschub leisten. Aus derselben Rücksicht muss auf häufige Bäder oder Waschungen des ganzen Körpers auf Deck gehalten werden. — Die Kopfbedeckung soll leicht und porös sein, aus einem schlechten Wärmeleiter bestehen und das Gesicht wie den Nacken beschirmen. Dieser Aufgabe genügen die üblichen Strohhüte nur zum Theil; wenigstens soll unter denselben ein Nackentuch hervorhängen und in dieselben ein von Zeit zu Zeit anzufrischendes nasses Taschentuch gelegt werden. Besser würden dem Zwecke wohl Hüte dienen, welche den Kopfbedeckungen der Englischen und Nordamerikanischen Truppen für heisse Klimate nachgebildet sind, aus Kork oder Filz, von heller Farbe, mit einer Luftschicht um den Kopf. Nöthigenfalls können um dieselben noch turbanartig helle Tücher gewunden werden, deren Enden als Nackenschleier hinabhängen.

Bei der Ernährung ist zu beachten, dass unter den Tropen der Appetit und damit die ganze Ernährung in steigendem Maasse zu sinken pflegen. Deshalb sollen wenigstens in den Häfen die »schweren« Speisen wie Salzfleisch, Hartbrot und Hülsenfrüchte möglichst zurücktreten gegen eine Ernährung durch vorwiegend frische Kost, namentlich Vegetabilien, wobei neben frischem Fleisch, die grosse Mannigfaltigkeit frischer, nährender Pflanzenwurzeln, -knollen und -früchte, welche jene Länder hervorbringen, ausgenutzt werden muss. Doch ist dabei in Bezug auf die Früchte, namentlich was die Menge anbetrifft, Vorsicht geboten. Auch soll alles Trinkwasser, was nicht aus als zuverlässig bekannter Quelle stammt, gemieden werden. Ferner ist darauf zu achten, dass nicht durch die in den Tropen beliebte Methode, durch scharfe Gewürze den Appetit zu reizen, oder durch unmässigen Genuss von kaltem, sauren oder spirituösen Getränk die Verdauung noch mehr beeinträchtigt werde. Bei sehr starker Hitze sollen Spirituosen garnicht genossen werden.

Da die Schweisse und der Einfluss der Wärme auf die Darmmuskulatur die auf Schiffen schon so wie so vorhandene Neigung zur Obstipation noch steigern und in tropischen Gegenden Kothverhaltungen im Dickdarme noch viel mehr als in anderen Klimaten der Dysenterie Vorschub leisten, so ist abgesehen von der früher besprochenen Auswahl der geeigneten Kost, auf die üblen Folgen vernachlässigter Verstopfung eindringlich und wiederholt aufmerksam zu machen, zumal wenn Dysenterie sich zeigt. Unmässigkeiten und Extravaganzen jeder Art muss, so weit es in den Kräften des Schiffsführers steht, mit erhöhter Energie vorgebeugt werden.

Wenn die besprochenen Vorsichtsmaassregeln nicht strenge durchgeführt werden, bleibt bei längerem Aufenthalte in den Tropen ein gewisses Siechthum selten aus. Die Leute verfallen in die bekannte chronische Anämie, werden dabei schlaff, weniger leistungsfähig, nervös und psychisch verstimmt; Neurosen mancher Art stellen sich ein, unter denen die durch den blendenden Reflex des Meeres gegenüber der Dunkelheit des Schiffsinneren begünstigte Hemeralopie besonders zu nennen ist; die Empfänglichkeit für Infektionskrankheiten, Malaria und Dysenterie nimmt zu. Auf Kriegsschiffen, von welchen die genauesten Beobachtungen vorliegen, steigt die Erkrankungsziffer von Monat zu Monat. Dann ist die Rückkehr in kühlere Breiten die einzige und sichere, oft überraschend schnell wirkende Abhülfe. Selbst das blosse Aufsuchen der hohen See nach längerem Verweilen in einem tropischen Hafen, kann schon die Kräfte neu beleben.

Aus demselben Grunde werden häufige kurze Aufenthalte in den Tropen, unterbrochen durch Reisen nach kühleren Gegenden, trotz der damit verbundenen, immer wiederholten Akkomodations-Anstrengungen des Organismus viel besser ertragen als man denken sollte, wenn die Leute sich nur von Malaria-Infektion oder Dysenterie frei halten; so auf den regelmässigen Dampfschiffsfahrten zwischen Deutschland und Westindien, welche der Einzelne, wenigstens die Officiere, im Jahre vier Mal hin und her macht, so auf den Fahrten um das Kap Horn nach der Westküste Amerikas, oder um das Kap der guten Hoffnung resp. durch den Suezkanal nach Ostindien oder Australien, China und Japan und zurück nach Europa. (Vrgl. darüber *Wernich* Geographisch-medicinische Studien, Berlin 1878 S. 389.)

Ganz andere Anforderungen stellt das **Polarklima.** Ihm fehlen die Infektionskrankheiten der Tropen; auch wird die Kälte jener Zonen von den meisten Menschen — unserer heimischen Gegenden wenigstens — besser ertragen, als grosse Hitze; doch nur bei ganz gesundem Körper. Deshalb müssen die Mannschaften zu Fahrten in die Eismeere besonders ausgesucht werden. Des weiteren ist nach allen Richtungen für Schutz gegen die Kälte zu sorgen. Dazu muss die Farbe der Schiffe auch hier hell sein, da dunkle Körper ihre Wärme rascher abgeben; die Kajüten müssen mit schlechten Wärmeleitern umkleidet und mit guten Heizvorrichtungen versehen sein. Dabei darf aber doch die Ventilation nicht vernachlässigt werden, wobei die einströmende Luft eventuell in geeigneter Weise vorzuwärmen ist. An ganz kalten Tagen und auf kurze Zeit kann man auch wohl die schlechte Luft der dichtgeschlossenen Kajüten durch Aufstellen von offenen Gefässen voll Holzkohle verbessern. Dass die Kleidung entsprechend warm sein müsse, womöglich zum Theil aus Pelzwerk bestehend, versteht sich von selbst, auch muss sie reichlich genug sein, um nach jeder Durchnässung gewechselt werden zu können. Die Nahrung soll reich an Fetten sein, möglichst oft sind warme Getränke zu verabfolgen, Spirituosen dagegen sind zu vermeiden.

Neben diesen allgemeinen Regeln, welche nur kurz angedeutet werden konnten, kommt namentlich die Vorsorge gegen den Skorbut in Betracht, da Schiffe, welche jene Gegenden aufsuchen, wie z. B. die Grönlandsfahrer, länger vom menschlichen Verkehre und daher auch von der Gelegenheit zur Ergänzung ihres Proviantes ausgeschlossen bleiben als andere

Schiffe und die Polargegenden selbst, wenigstens an vegetabilischer Nahrung, Ausreichendes nicht produciren. Daher ist bei der Ausrüstung solcher Schiffe ganz besonders alles das zu beachten, was oben bei der Schiffskost anlässlich des Skorbuts gesagt ist. Vor Allem soll eine möglichste Mannigfaltigkeit der Kost vorgesehen sein, was hier verhältnissmässig leichter ist, da in der Kälte viele Nahrungsmittel sich länger halten als unter anderen Umständen. So hat man arktischen Expeditionen lebende Schaafe mitgegeben, welche beim Eintritt des Frostes geschlachtet wurden, worauf das gefrorene Fleisch, das in Strohmatten eingehüllt in der Takelage aufgehängt war, sich 14 Monate lang hielt. Nur musste das Fleisch vor dem Kochen allmählich aufgethaut werden. Ferner sollen Eier, Butter, konservirte Milch und namentlich Gemüsekonserven verschiedener Art, Kartoffeln, Sauerkraut und Citronensaft in reichlichen Mengen mitgenommen werden. Für eine beschränkte Zahl Leute (Kranke) kann man auch in Holzkasten voll Erde, nöthigenfalls unter einem Glasfenster, aus Samen verschiedene rasch wachsende und widerstandsfähige Grünigkeiten, namentlich Senf und Kresse ziehen und damit von Zeit zu Zeit in sehr wirkungsvoller Weise der Ernährung zur Hülfe kommen. Zu demselben Zwecke müssen alle Gelegenheiten wahrgenommen werden, die wenigen geniessbaren Pflanzen, welche die nordischen Küsten liefern, zu erlangen und zu verwerthen. Unter diesen sind namentlich zu nennen: das Löffelkraut (Cochlearia officinalis), der Löwenzahn (Taraxacum officinale), der Sauerampfer (Rumex acetosella und Oxyria reniformis) und der Mauerpfeffer (Sedum acre), von denen besonders das erstere durch den fast rettenden Nutzen, welchen es manchen Polarfahrern gewährt hat, in den wohl unverdienten Ruf eines Specificum gegen den Skorbut gekommen ist. (Vrgl. namentlich: Bericht der Untersuchungs-Commission der Englischen Admiralität über die Skorbut-Epidemie 1875—76 unter den Mannschaften der Britischen Nordpol-Expedition, im Auszuge mitgetheilt in den Veröffentlichungen des Kaiserlich Deutschen Gesundheitsamtes 1877, Beilage zu No. 41, und gleichfalls im M. V.-Bl. 1877, Beiheft 20 S. 8; *E. Hornemann.* Hygieiniske Bemærkninger (særlig om Skørbugen) i Anledning af Skibet »Vegas« Ishavs-Expedition i 1878—79. Hygiejniske Meddelelser. Tredie Række, udgivne af Selskabet for Sundhedsplejen i Danmark. Første Bind and Hæfte. Kjøbenhavn 1882.

Unter den durch die Kälte bedingten Krankheiten sind namentlich zu nennen: lokale Erfrierungen, ferner Schneeblindheit und die durch den mechanischen Reiz des Schnees, und des Zusammenfrierens der Wimpern bewirkten Augenlid-Entzündungen, denen durch geeignete Brillen möglichst vorzubeugen ist.

2.

Die Seekrankheit tritt ebenso gut auf süssem wie auf salzem Wasser auf, wenn dasselbe nur ausreichend bewegt ist, um das Schiff in Schwankungen zu versetzen, um so leichter je heftiger die Schwankungen sind. Sie bricht eher aus bei unregelmässigen Bewegungen, z. B. wenn das Schiff vorm Anker schaukelt, als bei grösserer Regelmässigkeit der Schwankungen, z. B. wenn das Schiff fest am Winde liegt. Damit hängt es zusammen, dass Leute, welche auf den langen Wellen des Oceans freibleiben, auf den kurzen Wellen der Nordsee erkranken. Die Rollbewegungen sind gefährlicher als das Stampfen, weshalb Räderschiffe, deren Radkasten die seitlichen Exkursionen einschränken, grössere Sicherheit gewähren. Aus demselben Grunde ist die Ueberfahrt über den Kanal wegen des dort herrschenden seitlichen Wellenschlages übel beleumundet, und ist mit Rücksicht darauf das sehr breite Doppelschiff »Calais-Dover«, dessen seitliche Schwankungen sehr gering sind, zur Ueberfahrt zwischen England und Frankreich gebaut worden. Die sinkende Bewegung, bei der das Blut zum Kopfe ansteigt und die Baucheingeweide gegen das Zwerchfell andrängen, ist bedenklicher als die hebende, bei der das Blut aus dem Kopfe »fällt«, und die Baucheingeweide nach unten sinken. Die ruhige horizontale Rückenlage erhöht die Widerstandskraft, dagegen wächst die Gefahr der Erkrankung beim Stehen und noch mehr bei Ortsbewegungen, z. B. beim Umhergehen, sich Bücken, Ankleiden. Ebenso wächst die Gefahr durch den Aufenthalt unter Deck, den Anblick anderer Kranker, Küchengerüche u. s. w., während der Genuss frischer Luft auf Deck und die Einnahme einer guten Mahlzeit vor der Fahrt den Eintritt der Erkrankung hinauszuschieben pflegen. Gefährlich ist auch die Beobachtung der Bewegungen des Schiffes gegen die Küste oder den Horizont oder der Anblick der regelmässig schwankenden Lampen und Gläsergestelle in den Kajüten. Mancher kann selbst dadurch, dass er in ruhiger Rückenlage in seiner Koje bei dunkler Nacht auf die Bewegungen des Schiffes seine Aufmerksamkeit richtet, die Krankheit hervorrufen. Weiter kann hier nicht auf die Aetiologie derselben eingegangen werden, da dazu eine Bezugnahme auf die Symptome nothwendig wäre, was ganz ausserhalb des Planes dieser Arbeit liegt.

Kleine Kinder bleiben meistens frei, bei grösseren Kindern und Erwachsenen ist die individuelle Disposition sehr verschieden. Die Mehrzahl der Erkrankten erholt sich nach mehr oder minder langer Reisedauer, Anfangs unterbrochen durch neue Rückfälle bei stärker bewegter See; schliesslich tritt fast völlige Immunität ein. Einzelne werden indessen bei jeder neuen Seereise krank und können Seeleute in solcher Lage sich genöthigt sehen, ihren Beruf aufzugeben. Die in der Regel harmlose Krankheit, kann bei langer Dauer zu bedrohlichen Inanitionszuständen führen; ebenso werden Leute mit Magengeschwüren, Aneurysmen und ähnlichen Leiden durch die heftigen Brechbewegungen gefährdet. Bei Schwangeren kann Abortus eintreten, stillende Mütter können die Milch verlieren, beides Umstände, welche für Auswanderer-Familien oft eine sehr ernste Bedeutung erlangen. Die indirekten üblen Folgen der Seekrankheit in Bezug auf Reinlichkeit und Disciplin namentlich im Zwischendeck sind früher kurz erwähnt worden. Ein sicheres Mittel gegen das Leiden existirt nicht.

3.

Der Ausbruch **akuter Infektionskrankheiten** gehört zu den grössten Kalamitäten, welche einem Schiffe auf seiner Reise begegnen können, da durch die grosse Wohnungsdichtigkeit, den ungünstigen Wohnungsuntergrund und eine Fülle kleiner aber vereint mächtiger Schädlichkeiten des Seelebens der Ausbreitung von Seuchen ein ganz ausserordentlicher Vorschub geleistet ist, während die allein durchschlagenden Hülfsmittel der Trennung von Gesunden und Kranken oder der Evakuirung inficirter Räumlichkeiten schon bei mässiger Ausbreitung der Krankheit sich als unausführbar erweisen, Umstände, gegen welche selbst die umsichtigste, ärztliche Leitung nicht sehr viel ausrichten kann. Daher kann garnicht genug Gewicht auf die Vorsorge gegen die Einschleppung der Krankheiten gelegt werden; natürlich unter der Voraussetzung, dass auch übrigens allen Anforderungen der Gesundheitspflege auf dem Schiffe auf das peinlichste genügt werde.

In der Litteratur über Schiffsepidemien spielt die Anschauung, dass einzelne Infektionskrankheiten, darunter namentlich Schiffsfieber, Ruhr, Malaria, Wundrose u. s. w. aus den Ausdünstungen des Bilschwassers, der Ladung u. s. w., aus Ueberfüllung und Schmutz in den Wohnräumen sich entwickeln können, noch immer eine erhebliche Rolle (z. B. bei *Fonssagrives,* p. 308; *Lorent,* p. 13). Ohne auf eine Erörterung über diese wichtige Frage einzugehen, soll hier von der Ansicht ausgegangen werden, dass jene Krankheiten wie alle Infektionskrankheiten nicht ohne Einschleppung ihrer specifischen Keime entstehen können. Die für jene Meinung häufig angeführten Beispiele sprechen nur für die grosse Verbreitung mancher Krankheitskeime.

In **Europäischen** und zumal **Deutschen Häfen** ist für die Masse der Frachtschiffe mit kleiner Bemannung zu gewöhnlichen Zeiten zu solcher Sorge kein Grund vorhanden und kann hier selbst gegenüber Pocken und Cholera von ernsteren Maassregeln Abstand genommen werden, da eine bedrohliche Ausbreitung der ersteren bei allgemeinem Impfzwange kaum zu befürchten ist, und die Cholera nach allen Erfahrungen auf Seeschiffen bald zu erlöschen pflegt. Immerhin aber bleibt es ein nicht zu unterschätzender Vortheil, wenn örtliche Verhältnisse es gestatten, kurz nach der Abfahrt an ansteckenden Leiden Erkrankte noch wieder an's Land in ein Lazareth abzusetzen und eine Desinfektion der Räume, resp. eine Revaccination der Gesunden vornehmen zu lassen, wie das in Cuxhaven für die aus Hamburg aussegelnden Schiffe vorgesehen ist.

Anders steht es bei Auswandererschiffen mit ihrer gedrängten Bevölkerung von oft über 1000 Köpfen, unter denen sich oft Hunderte von Kindern befinden. Da können schon einfaches Ungeziefer und die parasitären Hautkrankheiten zu bedenklicher Ausbreitung gelangen, Epidemien von Kinderkrankheiten wie Keuchhusten und Masern zu äusserst gefahrdrohender Höhe anwachsen, garnicht zu reden von Trachom, Diphtheritis, Fleckfieber, Typhus und Cholera. Dazu kommt, dass die Menge der Auswanderer aus Leuten besteht, welche aus den verschiedensten Himmelsgegenden erst kurz vor der Abreise zusammengeströmt sind, und Krankheiten mitbringen können, von welchen die Abfahrtshäfen zu der Zeit vollkommen frei sind. Das gilt namentlich von Auswanderern aus den östlichen Provinzen, aus Polen und Russland in Bezug auf Fleckfieber und Pocken, und in manchen Jahren auch in Bezug auf die Cholera.

Um solchen Gefahren vorzubeugen, ist eine ärztliche Revision aller Passagiere und Mannschaften vor der Abreise nothwendig unter Zurückhaltung aller Kranken, eventuell sogar aller Verdächtigen und Desinfektion aller verdächtigen Effekten, also eine volle Quarantaine im Kleinen. Die Untersuchungen sollen von einem beamteten, von den Rhedereien unabhängigen Arzte vorgenommen werden, ehe die Passagiere das Schiff betreten und so früh, dass nicht nur eine Ueberstürzung der Untersuchung ausgeschlossen wird, sondern dass auch noch bis zur Abfahrt eine kleine Observationszeit übrig bleibt. Das weitere Verfahren mit den krank Befundenen, den verdächtigen Personen und Effekten, muss sich je nach den Umständen des einzelnen Falles nach dem sachverständigen Ermessen der Lokalmedicinalbehörden richten, wobei die für Quarantainen üblichen Einrichtungen als Anhaltspunkte dienen können. Unter besonders schwierigen Umständen kann sogar eine zeitweilige Unterbrechung aller Auswandererbeförderung nothwendig werden. Uebrigens soll durch strenge sanitätspolizeiliche Ueberwachung der Auswandererlogirhäuser verhindert werden, dass die Auswanderer sich nicht dort noch kurz vor der Abreise inficiren und muss ferner durch möglichste Beschränkung des Gepäckes, welches in das Zwischendeck mitgenommen werden darf, einer Einschleppung durch Effekten vorgebeugt werden. Am besten wäre es, wenn wenigstens in bedenklichen Zeiten alle Effekten vor der Einschiffung einer gründlichen, amtlich kontrollirten, nicht nur Scheines halber ausgeführten Desinfektion unterworfen werden könnten, wie die Nord-Amerikanische Regierung das zeitweilig von allen östlich von Berlin herstammenden Effekten fordert.

In Hamburg ist ein eigener Untersuchungsarzt mit einem Gehalte von 1800 ℳ. angestellt, dem nach Bedarf Assistenten beigeordnet werden können. Er hat ein bis zwei Tage vor der Expedition der Schiffe die Auswanderer zu angesagter Stunde in den grösseren Logirhäusern zu untersuchen und zum Ausweis über die stattgehabte Untersuchung die Passagierscheine abzustempeln. »Als unter allen Umständen die Weiterreise verbietend hat er zu betrachten: die akuten Exantheme, Cholera, Ruhr, Typhus, Diphtheritis, Keuchhusten, Trachom; Syphilitische, sowie mit Epizoen und Epiphyten Behaftete hat er, sobald sie intensiv erkrankt sind, ebenfalls zurückzuhalten. Bei leichteren Fällen dieser Art kann er jedoch, namentlich wenn die äusseren Verhältnisse günstig sind und die Möglichkeit einer ärztlichen Behandlung während der Seereise vorhanden, die Einschiffung gestatten. Zur Zeit einer Cholera-Epidemie ist er berechtigt, jeden an Diarrhoe Leidenden von der Mitfahrt auszuschliessen.« Ein Verbleiben der Kranken in den Logirhäusern ist unzulässig. Dem Untersuchungsarzt liegt ausserdem in gesundheitspolizeilicher Beziehung die Ueberwachung der im hiesigen Hafen liegenden Auswandererschiffe und der Logirhäuser für Auswanderer ob, und ist ihm der Zutritt zu denselben jederzeit zu gestatten. Nachtrags-Verordnung vom 20. April 1868 und Instruktion für den Auswanderer-Untersuchungsarzt.

Ausserdem heisst es in der Instruktion für den Quarantainearzt in Cuxhafen vom Juni 1880 in Bezug auf aussegelnde Schiffe: »An ansteckenden Krankheiten Leidende, welche die übrigen Schiffsinsassen in ernstliche Gefahr bringen können, sind in's Lazareth zu versetzen. Die Schiffsabtheilungen, in welchen die genannten Kranken gelegen haben, sowie die Effekten dieser Kranken sind zu desinficiren; bei Blattern-Erkrankungen ist ist für Revaccination der übrigen Mannschaft zu sorgen. Bei dringender Gefahr einer Ausbreitung gefährlicher ansteckender Krankheiten auf einem Schiffe ist dasselbe zurückzuhalten und in Hamburg wegen des weiteren Verhaltens anzufragen.«

Frische Lympfe mitzunehmen ist nicht vorgeschrieben.

In Bremen ist die Unabhängigkeit der Aerzte weniger gesichert, auch ist dort eine Untersuchung an Bord des Schiffes zulässig. (Verordnung vom 9. Juli 1866 § 10, vom 27. Nov. 1868 § 4, vom 7. Dec. 1868 § 3.) Das Letztere ist auch in England erlaubt (P. A. § 44 u. 45); dagegen ist dort wie auch im Vertrags-Entwurf (Art. 15) rationeller Weise auch eine Untersuchung der Mannschaften vorgeschrieben. In England ist ferner (P. A. § 59, 3) für Epidemiezeiten ein zeitweiliges Verbot aller Auswanderung wie auch eine Einschränkung der zu gewöhnlichen Zeiten zulässigen Passagierzahl auf einem Schiffe gesetzlich vorgesehen.

Im letzten Jahrzehnt haben in Hamburg grössere Auswanderertrupps einmal wegen Cholera, einmal wegen Trachom, mehrmals wegen Masern zurückgehalten werden müssen. Bei solchen Ereignissen pflegen sich mannigfache Schwierigkeiten zu häufen, ganz abgesehen von den Nöthen, in welche so manche Auswanderer gerathen, welche neben ihrem Passagebillet nur wenig Geld in der Tasche haben. Man kann billiger Weise die Familien, namentlich Eltern und Kinder, nicht trennen. Es müssen daher manche nicht einmal Verdächtige zurückgehalten werden. Wer trägt die Kosten? Wie bringt man die Kranken ohne Gefährdung der eigenen Stadt am besten unter, wie die Gesunden? Wie lange soll die Zurückhaltungsfrist schliesslich dauern, z. B. bei Masern, wenn immer neue Erkrankungen nachfolgen und doch noch nicht alle Kinder durchseucht sind? Schliesslich finden sich immer noch Auswege, wenn nur, wie nach dem Hauptreiseziele aller Auswanderer, New-York, ein- oder mehrmals wöchentlich ein neues Dampfschiff geht. Aber unendlich schwer wird es, das Richtige zu treffen, wenn es sich um eine einmalige Segelgelegenheit handelt, wie z. B. bei dem nach Neuseeland bestimmten Segelschiffe »Elwood Cooper«, auf dem im Jahre 1873 zwischen Hamburg und Cuxhafen die Cholera ausbrach. Die Zurückgehaltenen fordern, dass das Schiff auf sie warte, andere, namentlich solche, welche Angehörige verloren haben, wollen ihre Auswanderungspläne aufgeben und ihre Passagekontrakte rückgängig machen, die übrigen und die Rhederei drängen zur Abreise. Schliesslich ist eine Lösung kaum zu finden, ohne mancherlei Risiko und mancherlei Härten und tritt erst völlige Beruhigung ein, wenn nach Monaten die Nachricht anlangt, dass das Schiff ohne weitere Fährlichkeiten sein Ziel erreicht hat.

Kommt es trotz aller Vorsicht während der Reise doch zum Ausbruche einer ansteckenden Krankheit, dann soll isolirt werden so gut es eben geht, wo möglich in Deckhäusern, wobei es als oberster Grundsatz feststehen muss, dass die Hauptaufgabe nicht in der Krankenpflege bestehe, sondern in der Verhinderung einer grösseren Ausbreitung der Seuche, weshalb in zweifelhaftem Falle lieber einmal irrthümlicher Weise ein Gesunder unter die Kranken gebracht, als ein Kranker zwischen den Gesunden gelassen werden soll. Ferner sollen die inficirten oder verdächtigen Räume, Effekten, Dejektionen, das Pflegepersonal u. s. w. desinficirt werden nach bestem Wissen und Können, wofür eine Ausrüstung der Schiffe mit den geeigneten Mitteln und Anweisungen vorgesehen sein muss. Nach dem derzeitigen Stande der in voller Gährung begriffenen Desinfektionsfrage empfehlen sich dabei am meisten für die Behandlung der Dejektionen, Geräthe und Effekten zehnprocentige Karbolsäure- oder

Chlorzinklösungen, zum Abwaschen der Fussböden, Wände und Lagerstellen fünfprocentige Chlorkalk- oder zehnprocentige Chlorzinklösungen, zur Desinfektion ganzer Räume die schwefelige Säure in sechs- bis achtstündiger Einwirkung nach vorheriger Anfeuchtung aller Gegenstände mittelst Wasserverdunstung oder Wassersprengens. Zur Verhütung von Feuersgefahr muss der Schwefel (25 g auf einen Kubikmeter Raum) in einem hängenden Metallgefässe voll Sand oder Asche verbrannt werden. Kleinere Räume, wie z. B. das Lazareth, sind auf Dampfschiffen auch durch mehrstündiges Einleiten von heissem Wasserdampf zu desinficiren, wie es nach dem Muster der Amerikanischen Marine anlässlich einer Ruhrepidemie auf der Deutschen Korvette »Bismarck« ausgeführt ist (St. S.-B 1879—80 S. 38). Muthmaasslich liesse sich auf Dampfschiffen auch leicht eine Einrichtung treffen zur Desinfektion von Effekten mittelst Hitze. Sehr gefährliche und gleichzeitig werthlose Effekten wie die Kleidungsstücke und das Bettzeug Verstorbener oder schwer krank Gewesener sollen über Bord geworfen, etwaige Leichen so rasch wie möglich beseitigt werden. Uebrigens ist doppelt für die Gesundheitspflege der Gesunden zu sorgen und alles aufzubieten, was den Ausbruch einer Panik unter denselben verhüten kann. Leider werden die besten Maassregeln oft durch anhaltend schlechtes Wetter illusorisch, wodurch dann erfahrungsmässig die schlimmsten Schiffsepidemien zur Entwickelung kommen. In solcher Nothlage bleibt nichts Anderes übrig, als möglichst rasch den nächsten Hafen aufzusuchen, von welchem Hülfe erwartet werden kann. Was dann am Lande zu geschehen habe, wird sich thatsächlich nach den bestehenden Quarantainegesetzen des angelaufenen Hafens richten, worauf einzugehen hier nicht der Ort ist. Jedenfalls sollen solche von einer Seuche heimgesuchten Schiffe nicht ohne vorhergegangene gründlichste Reinigung von oben bis unten wieder in Gebrauch genommen werden. (*Eklund.* Några ord om mina nyuppfunna metoder att göra fartyg helsosamma och omöjliggöra farsoters uppkomst och utbredning om skeppsbord. Stockholm 1880, mit manchen neuen, allerdings noch nicht praktisch erprobten Vorschlägen, namentlich für Kriegsschiffe.)

Auf das Vorkommen ansteckender Krankheiten auf Auswandererschiffen ist nur in der Hamburger Gesetzgebung Bezug genommen worden; namentlich ist dort die Isolirung der Kranken in näher bezeichneten Lokalitäten und das eventuelle Anlaufen eines geeigneten Nothhafens vorgeschrieben (Nachtrags-Verordnung vom 20. April 1868 § 14 vorletzter Absatz; Verordnung vom 27. Mai 1870 § 1 u. 2.), wobei allerdings die Verordnung von 1870 die zwei Jahre früher erlassene Vorschrift zum Anlaufen eines geeigneten Nothhafens beim Ausbruche epidemischer

Krankheiten insofern einschränkt, als sie nur vom Auftreten ansteckender Krankheiten »in einem wegen Havarie angelaufenen Nothhafen« redet.

In **auswärtigen Häfen** handelt es sich, abgesehen von den schon erwähnten Krankheiten, vor Allem um Gelbfieber, die verschiedenen Malariaformen und Dysenterie. Die neben Seite 4 abgedruckte Tabelle 1 über die Krankheiten unter den Mannschaften der Englischen Flotte an deren verschiedenen Stationen, zeigt wenigstens in allgemeinen Umrissen, welche Gegenden für jede einzelne derselben besonders gefährlich sind.

Keine Infektionskrankheit fordert unter den Seeleuten Jahr aus Jahr ein so viele Opfer wie das Gelbfieber, weshalb mit Recht der Vorsorge gegen diese Krankheit neuerdings aller Orten erhöhte Aufmerksamkeit zugewendet wird.

Häfen, in denen Gelbfieber herrscht, sollen womöglich ganz gemieden, jedenfalls nur unter Beobachtung aller Vorsichtsmaassregeln besucht werden. Daher ist es wichtig, dass das Auftreten dieser Krankheit in den verschiedenen Hafenplätzen möglichst rasch zur Kunde der Schifffahrttreibenden gebracht werde; auch muss es Pflicht jedes Schiffsführers sein, beim Einlaufen in einen des Gelbfiebers verdächtigen Hafen (vornehmlich die Häfen und Inseln der Ostküste Amerikas zwischen 35° Süder- und 35° Norderbreite, und die Westküste Afrikas zwischen dem nördlichen Wendekreise und dem Aequator während der heissen Jahreszeit) sich bei seinem Konsul sofort zu versichern, ob die Krankheit am Orte herrsche. Unterdessen sollen unter allen Umständen, und schon vor dem Einlaufen beginnend, die oben besprochenen Anforderungen der Reinlichkeit namentlich in Bezug auf den Kielraum und das Logis mit doppelter Gründlichkeit erfüllt und die gleichfalls früher erörterten Vorsichtsmaassregeln für den Aufenthalt in heissen Klimaten mit gesteigerter Genauigkeit innegehalten werden.

Bestätigt sich der Verdacht, dass die Krankheit im Orte sei, dann soll der Kapitän, eventuell unter Unterstützung seines Konsuls, sich um einen Liegeplatz für sein Schiff bemühen, der den Seewinden, wie der Ebbe- und Fluthbewegung möglichst zugängig, der Nähe schmutziger oder als ungesund bekannter Hafenbezirke mit stagnirendem Wasser, voll organischer Abfälle und der städtischen Atmosphäre möglichst entrückt ist.

Ferner soll aller Verkehr mit dem Lande und anderen Schiffen auf das äusserste Maass beschränkt werden. Zu dem Ende sollen Mannschaften und etwaige Passagiere ohne dringenden Anlass überhaupt nicht an Land gelassen, bei nothwendigen Einkäufen auf Märkten und in Läden jedes unnütze Betreten von Wohnungen gemieden und vor dem Aufenthalte in den engen und unreinen Hafen- und Stadtquartieren gewarnt werden, in welchen der Matrosenverkehr sich gerne zu bewegen liebt, da diese Gegenden den Hauptheerd der Krankheit zu bilden pflegen. Auch müssen Wäscher, Händler und andere Eingeborene, welche das Schiff besuchen wollen, fern gehalten werden.

Weiter ist der Aufenthalt im Hafen auf das äusserste Maass abzukürzen. Dabei können Konflikte mit den früheren Vorschriften oft nicht gemieden werden, namentlich wenn das Schiff zur Beschleunigung des Lösch- und Ladegeschäftes an den Quai legt und eingeborene Arbeiter an Bord gelassen werden müssen. Dann muss der Kapitän die richtige Mitte zu halten wissen. Namentlich hat er darauf zu sehen, dass durch das Anlegen der Verkehr der Mannschaften und Reisenden mit dem Lande nicht erleichtert werde, dass die einheimischen Arbeiter Logis und Kajüten nicht betreten und keine Effekten mitbringen.

Beim Anmustern neuer Mannschaften und bei der Aufnahme neuer Passagiere soll eine Untersuchung des Gesundheitszustandes, womöglich auch eine Desinfektion der Effekten vorhergehen. Zu Zeiten schwerer Epidemien müsste es sogar zulässig sein, die Annahme besonders gefährlicher Waaren, z. B. Lumpenballen, Häute u. s. w. zu verweigern.

Verdächtige Kranke sollen sofort isolirt und bald möglichst in ärztliche Behandlung gebracht werden. Stellt sich dann heraus, dass Gelbfieber vorliege, so soll der Kranke so rasch wie möglich in das Lazareth geschafft werden, schon allein um des Umstandes willen, dass eine früh eingeleitete Behandlung grössere Aussicht auf Erfolg verspricht. Die Effekten, Lagerstätten, Krankenräume sind in der oben angegebenen Weise zu desinficiren.

Bricht die Krankheit erst nach dem Verlassen des Hafens auf offener See aus, so muss nach den oben im Allgemeinen angegebenen Grundsätzen beim Ausbruche ansteckender Krankheiten verfahren werden. Uebrigens ist daran zu erinnern, dass Gelbfieberepidemien auf Schiffen am ehesten zu erlöschen pflegen, wenn möglichst rasch kühlere Breiten aufgesucht werden.

In Hamburg und Bremen werden seit dem Herbste 1878 den Schiffen gedruckte Anweisungen zu Verhütung des Gelbfiebers mitgegeben. Dieselben sind fast gleichlautend, nur haben sie in Bremen etwas bindendere Form. Neuerdings beschäftigt sich das Reich mit dem Entwurfe einer detaillirteren Instruktion für diesen Zweck. Für die Marine ist eine solche erlassen unter dem 14. Nov. 1878 in Form einer neuen Fassung des § 15 der Instruktion für die Aerzte etc. (M. V.-Bl. v. 15. Nov. 1878.)

Gegenüber den Malariakrankheiten, welche an den sumpfigen Küsten und Flussmündungen aller Tropengegenden namentlich in der nassen Jahreszeit herrschen, ist es, wie beim Gelbfieber, von grösster Wichtigkeit, dass der Schiffer die gefährlichen Häfen und für diese wieder die gefährlichen Jahreszeiten kenne, wofür in der Regel, da es sich hier um ständigere Verhältnisse handelt, schon durch die üblichen nautischen Hülfsbücher gesorgt zu sein pflegt. Auch hier sollen möglichst den Landwinden entrückte Ankerplätze gewählt, vor Allem die Nähe von Flussmündungen gemieden, und der Verkehr mit dem Lande, namentlich nach Sonnenuntergang, auf das äusserste Maass beschränkt werden. Weiter ist vorzusehen, dass nicht durch Einnehmen unreinen Wassers, mit organischen Substanzen erfüllter Ballasterde oder durch Holz, das in sumpfigem Wasser gelegen, ein Stück Malariaboden in das Schiff verpflanzt werde. Ferner ist daran zu erinnern, dass Strapazen, Durchnässungen und plötzlicher Temperaturwechsel die Disposition zum Erkranken steigern, und dass weiter einmaliges Ueberstehen der Malaria auf Jahre hinaus eine Disposition zu immer erneuten Erkrankungen zurücklässt, wesshalb Mannschaften und Officiere, welche einmal an der Krankheit gelitten haben, am besten auf längere Zeit hinaus Reisen nach Fiebergegenden meiden. Die vielfach empfohlenen und zur Anwendung gebrachten prophylaktischen Chinindosen scheinen sich nicht zu bewähren (St. S.-B. 1875—76, S. 19), dagegen ist es um so wichtiger, dass jedes Schiff, welches eine fiebererzeugende Küste aufsuchen will, mit einer ausreichenden Menge dieser Arzeneimittel zu Heilzwecken versehen sei.

Eine darauf bezügliche Verordnung ist am 28. April 1879 in Hamburg erlassen worden, wonach pr. Kopf der Besatzung und pr. Tag des muthmaasslichen Aufenthaltes in fiebererzeugenden Gegenden 0,5 g Chinin mitgenommen werden müssen. Die Kontrolle des Seemannsamtes soll durch ein jedes Mal vorzulegendes Attest eines Hamburger Apothekenbesitzers beschafft werden, was um deswillen von grosser Wichtigkeit ist, weil Schiffsführer in auswärtigen Häfen beim Chinin-Ankaufe den grössten Betrügereien ausgesetzt sind. Die erheblichen Kosten, welche den Rhedereien durch diese Verordnung bei der ersten Anschaffung auferlegt wurden, werden durch die grosse Haltbarkeit des Mittels bei geeigneter Aufbewahrung ausgeglichen.

Unter dem 1. Mai 1879 sind für die Marine Maassregeln gegen Malaria-Erkrankungen erlassen worden. (M.-V.-Bl., 15. Mai 1879.)

Bezüglich der Dysenterie ist vor Allem auf die bei Besprechung der Schiffskost (S. 63) und des Tropenklimas (S. 96) erwähnten Vorsichtsmaassregeln zu verweisen und übrigens hervorzuheben, dass auch für diese Krankheit besonders gefährliche Oertlichkeiten und Jahreszeiten existiren, welche oft mit den Malaria-Gebieten und Malaria-Zeiten zusammenfallen, weshalb die dort ausgesprochenen Grundsätze über den Verkehr in jenen Gegenden auch hier ihre Anwendung finden. Bei bedrohlicher Ausbreitung der Krankheit muss es ferner hier wie dort als Regel gelten, die gefährliche Gegend rasch möglichst zu verlassen, wozu oft nur ein geringer Ortswechsel nothwendig ist. (Vrgl. St. S.-B. 1876—77, S. 21.)

IV. Die Krankenpflege an Bord von Schiffen.

Wie in allen Zweigen des Sanitätswesens die Sorge für den einzelnen Kranken der Fürsorge wider den Eintritt von Erkrankungen weit vorhergegangen ist, so ist dies auch im Schiffssanitätswesen der Fall gewesen. Ja noch jetzt werden in weiten Kreisen über die Fragen der Medicinkisten, Schiffsärzte u. s. w. viel wichtigere Dinge vergessen. Dem entgegen sollen hier jene Fragen nur ganz summarisch behandelt werden.

Schiffsärzte. Von solchen ist auf Kauffahrteischiffen selbstverständlich keine Rede, nur die Grönlandsfahrer pflegen einen Barbier oder Wundarzt mit zu nehmen. Dagegen bürgert sich auf Auswandererschiffen das Institut der Schiffsärzte immer mehr ein. Dieselben entsprechen thatsächlich freilich selten den, namentlich im Binnenlande, von ihnen gehegten Vorstellungen. Sie bestehen zu einem grossen Theile aus ehemaligen Barbieren, Apothekern und durch's Examen gefallenen Studenten der Medicin mit zweifelhaftem Doktordiplom und noch zweifelhafterer Approbation, zu einem anderen Theile aus ganz jungen Aerzten, welche vor ihrer definitiven Niederlassung noch einmal etwas von der Welt sehen wollen und welche den Dienst wieder verlassen, kaum ehe sie seefest geworden sind und ein wenig die besonderen Verhältnisse des Seelebens kennen gelernt haben, und endlich aus einer Minderzahl von Aerzten, welche aus Freude am Seeleben oder im Interesse ihrer Gesundheit längere Zeit im Schiffsdienste ausharren. Eine wesentliche Besserung dieser Verhältnisse ist kaum zu hoffen, da jeder tüchtige Arzt auf dem Lande leichter sein gesichertes Fortkommen finden wird, als selbst bei gutem Gehalte auf See. Immerhin aber wäre es leicht zu erreichen, dass die Approbation jener Herren einer staatlichen

Kontrolle unterläge und dass gesetzlich festgestellt würde, unter welchen Umständen Aerzte überhaupt mitgenommen werden müssen.

Auf allen Deutschen Auswanderer-Dampfschiffen sind Aerzte vorhanden, während gesetzlich nichts der Art vorgeschrieben ist. Bremen hat gar keine gesetzliche Bestimmungen, während Hamburg einen oder mehrere vom Untersuchungsarzte zu approbirende Krankenpfleger fordert. Diese Krankenwärter resp. ein Barbier pflegen auf den grossen Schiffen auch neben dem Arzte vorhanden zu sein, dagegen fehlt noch immer eine Krankenwärterin für das Frauenlazareth. Der V.-E. § 14 schreibt vor, dass ein Schiff mit mehr als 50 Passagieren nicht in See gehen soll, ohne einen in Schiffshygiene, Medicin und Chirurgie unterrichteten und von der Auswanderer-Kommission geprüften und approbirten Schiffsofficier am Bord zu haben. P. A. § 41 fordert einen duly qualified practitioner (nach § 42 »physician, surgeon or apothecary«), erstens, wenn die Reise auf einem Segelschiffe länger als 80 Tage und auf einem Dampfschiffe länger als 45 Tage dauert und die Passagierzahl dabei mehr als 50 Personen beträgt; zweitens, wenn die Passagierzahl am Bord 300 übersteigt. In Frankreich schliesslich muss auf einem Schiffe mit mehr als 100 Passagieren ein Doktor der Medicin oder ein Sanitätsofficier oder ein Marinechirurg vorhanden sein. (Gesetz vom 9. März 1861 § 8.)

Auf der grossen Mehrzahl der Schiffe, namentlich auf allen Frachtschiffen, muss die nöthige **ärztliche Hülfe vom Kapitän** geleistet werden, eine Aufgabe, welche den Seeleuten namentlich in chirurgischen Fällen durch die objektive Art der Beobachtung und Beurtheilung von Naturerscheinungen, an welche sie von Jugend auf durch ihren Beruf gewöhnt sind, im Vergleiche zu anderen Laien erheblich erleichtert zu werden scheint. Zur Vorbildung für solche Thätigkeit sind in den grösseren Deutschen Seehäfen mit dem Navigationsunterrichte Kurse verbunden, in welchen von Aerzten die für Schiffsofficiere wichtigsten Kapitel der Heilkunde in populärer Form gelehrt werden.

Mit diesem Unterrichte sollten die zum Gebrauche von Seeleuten verfassten **Handbücher** und **Anweisungen zur Benutzung der Medicinkiste** (medecin de papier) in geregeltem Zusammenhange stehen, wie das z. B. beim Unterrichte der Lazarethgehülfen und Hebammen der Fall ist. Statt dessen herrscht in Deutschland, wo sich der Staat bis dahin noch wenig um diese Angelegenheit bekümmert hat, in diesem Punkte eine nicht unbedenkliche Willkür. Nicht allein innerhalb der verschiedenen Deutschen Häfen, sondern innerhalb desselben Hafens sind die verschiedensten Bücher der Art in Gebrauch, welche an Umfang und Inhalt sehr von einander abweichen und, was das Schlimmste ist, auf verschiedene Medicinkisten Bezug nehmen. Daher wäre die Einführung eines obligatorischen Handbuches im Zusammenhange mit einer officiellen Medicinkiste, wie das in andern Staaten der Fall ist, sehr erwünscht.

Ein solches Buch muss enthalten: die wichtigsten Sätze der Gesundheitspflege auf Schiffen, Verhaltungsregeln für den Aufenthalt in bestimmten Klimaten und in den gefährlichsten Häfen der Tropen, eine kurze Beschreibung der wichtigsten frischen Nahrungsmittel (Gemüse, Obstarten, Fische) in auswärtigen Häfen, Anweisungen zu einer richtigen allgemeinen Behandlung von Kranken, namentlich in Bezug auf die Kost, und zur Hülfeleistung bei Verunglückungen und Verletzungen, kurze Rathschläge zur Bekämpfung der wichtigsten Symptome innerer Krankheiten und einige Regeln für die Unterstützung des Dammes bei Entbindungen, für das Abnabeln des Kindes und für die erste Pflege der Neugeborenen. Alles weitere erscheint mir vom Uebel. Namentlich bringen einzelne unserer Deutschen Bücher viel zu viel innere Medicin und Geburtshülfe, wodurch nur Schaden angerichtet werden kann, während Gesundheitspflege und allgemeine Krankenpflege viel zu wenig oder garnicht beachtet werden.

Die z. Z. in Deutschland gebräuchlichsten Bücher der Art sind: *Rohlfs*, Gemeinfassliche Heilkunde und Gesundheitslehre für Schiffsofficiere, nebst einer Anleitung zum Gebrauche der Schiffsapotheken. 3. Aufl. Halle 1873; *Leudesdorf*, Heilkunde für Schiffsofficiere, mit Gebrauchsanweisung der Medicinkiste u. s. w. Hamburg 1870; *Ackermann*, Anweisung zur Erkenntniss und Behandlung der wichtigsten äusseren Verletzungen und inneren Krankheiten auf Seeschiffen. Rostock 1869. Neben diesen befindet sich noch eine grosse Zahl älterer Schriften in Gebrauch, welche jetzt vergriffen sind und nur noch zu Tage kommen, wenn die zugehörigen Medicinkisten einmal zur Ergänzung in eine Apotheke gesandt werden. Sie sind meist ohne Jahreszahl erschienen und Eigenthum bestimmter Apotheker. Dahin gehören: »Der Schiffsarzt« u. s w., von einem Schiffsarzte. Hamburg 1846; *Schreier* und *Alt*, Aerztlicher Rathgeber für Schiffskapitäne. Hamburg, ohne Jahreszahl, für die Schiffsapotheken von Apotheker *Ulex* daselbst; Aerztlicher Rathgeber für Schiffskapitäne und Auswanderer u. s. w. Hamburg, ohne Jahreszahl, von Apotheker *Roosen-Runge*; *Trier*, Aerztlicher Rathgeber, nebst Anweisung der in der Schiffsapotheke vorhandenen Mittel, Altona, ohne Jahreszahl, von der Schwan-Apotheke daselbst.

Das officielle Dänische »Lægebog for Søfarende« von *Hornemann*, 5. Aufl., Kopenhagen 1876, zeichnet sich durch die gute Auswahl des Inhaltes sehr vortheilhaft aus; das officielle Englische Buch, »the ship captains medical guide«, von *Harry Leach*, 7. Auflage, London 1877, durch seine prägnante Kürze.

Wirkliche **Schiffsapotheken** finden sich nur auf den grossen Dampfschiffen, auf welchen Aerzte vorhanden sind und genügen dieselben in der Regel dem Bedürfnisse.

Alle anderen Schiffe haben nur **Medicinkisten**, — auch einfach Schiffskisten genannt — welche als normales Inventarstück jedes Schiffes, in der Regel schon mit dem Schiffe vom Schiffsbaumeister geliefert werden, und welche je nach der Besatzungsstärke, Passagierzahl und Reisedauer verschiedene Quantitäten bestimmter, zum Theil dosirter Arzeneimittel enthalten neben einigen Verbandstücken, Bruchbändern, Spritzen u. s. w.

Solche Kisten sind für Auswandererschiffe überall vorgeschrieben und befinden sich dieselben auch mehr oder minder unter amtlicher Kontrolle, z. B. in Hamburg durch den Auswanderer-Untersuchungsarzt.

Für Kauffahrteischiffe ist diese ganze Angelegenheit am Besten in Frankreich organisirt (vrgl. *Toussaint* l. c. p. 110 u. flgd.), übrigens auch in England (30 u. 31 Vict. c. 124 s. 4, Merchant Shipp. Act 225, 226), Oesterreich, Dänemark und anderen Staaten gesetzlich geregelt und kontrollirt.

In Deutschland hat nur Bremen eine officielle Medicinkiste (Verordnung vom 15. März 1873), doch sind die Vorschriften dazu sehr unbestimmt, z. B. heisst es 24 Stück beruhigende Pulver, 24 St. Brechpulver, 48 St. Kalomelpulver, 50 St. Chininpulver, 18 St. Laxirpulver, 36 St. Opiumpulver ohne Angabe irgendwelcher Dosirung. In Hamburg existirt nur die oben (S. 107) citirte Verordnung über Mitnahme von Chinin nach den Tropen; übrigens sind wie anderwärts Medicinkisten von verschiedener Grösse für verschieden grosse Schiffe für grosse und kleine Fahrt in Gebrauch, doch von verschiedenem Inhalte bei verschiedenen Apothekern, deren jeder auch seine besondere Anweisung oder ein bestimmtes Handbuch mitzugeben pflegt. Eine Kontrolle findet nicht statt.

In der Regel enthalten die Medicinkisten zu Vielerlei, namentlich auch an differenten Mitteln, z. B. Quecksilberpräparaten, während von anderen Mitteln, wie Chinin, viel zu wenig vorhanden ist. In manchen finden sich Sachen, die sich nicht halten, z. B. Kräuter, Pulver mit saccharum album verrieben, statt mit dem weniger hygroskopischen saccharum lactis; Desinfektionsmittel fehlen fast immer. Die einzelnen Mittel pflegen eine feste Nummer zu haben, nach denen sie auch in manchen Anweisungen citirt werden; doch stimmen diese Nummern nicht in den verschiedenen Büchern überein und auch nicht mit den Nummern der Arzeneimittel in den staatlich vorgeschriebenen Medicinkisten für Auswandererschiffe. Auch die Dosirung der Pulver und Pillen ist nicht übereinstimmend, z. B. halten in Hamburg die Chininpulver auf Auswandererschiffen jetzt 0,5 g pr. Stück, während die Anweisungen noch aus der Zeit stammen, wo die Einzeldosis 0,12 g betrug. Ferner folgen einzelne der Anweisungen noch dem alten Medicinalgewichte, weshalb man in manchen Schiffskisten auch noch die alten Waagen und Gewichte findet, während es gewiss das Richtigste wäre, die Kisten so einzurichten, dass Wägungen bei der Zubereitung von Arzeneien überhaupt überflüssig werden, alles Misstände, welche sich nur durch eine einheitliche amtliche Regelung beseitigen lassen. In Hamburg ist die Sache neuerdings in Angriff genommen worden.

Schiffslazarethe können natürlich nur in Auswandererschiffen vorhanden sein. Als unproduktive Anlage erfreuen sie sich nicht der Gunst der Rhedereien, weshalb sie namentlich in Bezug auf Grösse und Lage oft manches zu wünschen übrig lassen. Es müssen getrennte Räume für Männer und Weiber vorhanden sein, möglichst isolirt von den übrigen Passagierräumen, mit eigenem Eingange, eigenem Kloset (Badewanne womöglich), besonders guter Ventilation und mit grösserem Kubikraume pr. Kopf als für die Gesunden gewährt ist. Das Lazareth soll daher nicht im Zwischendecke, sondern am liebsten in einem Deckhause, nur im Nothfalle ganz vorn, wo das »Stampfen« sich am bedeutendsten geltend macht, oder ganz hinten über der Schraube belegen sein. Für gewöhnliche Verhältnisse scheint eine Bettenzahl von 4 auf 100 Passagiere reichlich bemessen zu sein. Bezüglich der Einrichtung ist auf eine zu Operations- resp. Entbindungszwecken herzurichtende Koje, auf ein ausreichendes, eigenes Inventar, namentlich in Bezug auf die Wäsche Bedacht zu nehmen. Selbst das beste Lazareth versagt aber, sobald ansteckende Krankheiten zum Ausbruche kommen. Ist dasselbe nicht zufällig unbelegt, so dürfen an solchen Krankheiten Leidende nicht einmal in dasselbe gebracht werden, vielmehr ist für diese ein isolirter und besonders gut ventilirter Raum einzurichten, am besten in einem Deckhause.

Hamburg und Bremen (Verordnung von 1855 § 6, Anordnungen vom März 1869 § 12, Bremen O.-V. vom 3. Oct. 1870 § 2) fordern 4 Betten auf 100 Passagiere, P. A. § 24 und der V.-E. § 4 auf je 50 Passagiere 18 Quadratfuss Bodenfläche im Hospital (das Bodenmaass für einen Passagier auf dem unteren Decke), also in der Regel 2 Betten auf je 100 Passagiere. Ausserdem schliessen die beiden letzteren Gesetze das untere Deck für Hospitalzwecke aus. Dadurch wird bei gewöhnlicher Belegung dem einzelnen Kranken ein etwas grösserer Luftkubus gewährt als er den Gesunden im oberen Deck zukommt (18 Quadratfuss $\times$ der Höhe des oberen Deckes oder eines Deckhauses). Dagegen wird ungerechtfertigter Weise in England (P. A. § 14), in Bremen und nach dem Vertragsentwurfe der für Hospitalzwecke bestimmte Raum von dem gesetzmässigen Raume für die Passagiere abgezogen. (Siehe oben S. 39.)

V. Staatliche Fürsorge für die Gesundheitspflege auf Schiffen.

Für Auswandererschiffe, d. h. Schiffe, welche Passagiere — früher mehr als 25 Passagiere — nach anderen Welttheilen befördern (Hamburg, V. v. 21. März 1873), bestehen fast in allen See-Uferstaaten sehr detaillirte Gesetze, welche in den vorstehenden Abschnitten häufig erwähnt und besprochen sind. Für Deutschland ist dabei die Gesetzgebung des Jahres 1868 von besonderer Bedeutung, da damals, nach den vielfachen Seuchen-Ausbrüchen auf Auswandererschiffen, wie sie in Tabelle 7 (S. 8—11) verzeichnet sind, sehr viel bestimmtere und strengere Vorschriften mit besonderer Rücksicht auf die Gesundheitspflege erlassen wurden. Zur Kontrolle über die Ausführung dieser Gesetze sind in den grösseren Häfen eigene Besichtiger (surveyors) bestellt, wozu in der Regel ehemalige Schiffskapitäne verwendet werden. (Hamburg, Revid. Verord. v. 30. April 1855 § 10; Nachtragsverord. v. 20. April 1868 § 12; Anordnungen vom März 1869; — Bremen, Verord. v. 9. Juli 1866 §§ 30—38; — England, P. A. § 19.) Neben diesen fungirt in Deutschland der Reichskommissar für das Auswandererwesen (Drucksachen des Bundesrathes, Session 1868 No. 30 u. 79), in England der Emigration officer (P. A. §§ 8, 9, 10). Die Pflichten und Befugnisse dieser Beamten, welche an den angegebenen Stellen des Näheren nachzusehen sind, genügen im Allgemeinen dem Bedürfnisse; nur dürfte bei manchen Fragen ein ärztlicher Beirath entbehrt werden, weshalb es sich zu empfehlen scheint, dem Auswanderer-Untersuchungsarzte, wie er z. B. in Hamburg existirt (vrgl. oben S. 102), eine erweiterte Kompetenz zu geben.

Ein grösserer, freilich kaum zu beseitigender Mangel besteht darin, dass eine Besichtigung, wenigstens durch die heimischen

Behörden im Bestimmungshafen fehlt, wo doch der Zustand des Schiffes und seiner Insassen am Ende der Fahrt erst die Probe abgiebt auf alle vor der Ausfahrt getroffenen Vorkehrungen. Gehen doch auch alle Reklamationen erst nach der Reise ein und ist die Beurtheilung solcher Fälle durch die fremdländischen Behörden nicht immer frei von Voreingenommenheiten.

Die übrigen Kauffahrteischiffe haben sich bis dahin in Deutschland von staatlicher Beeinflussung ganz frei zu halten gewusst, während man in Frankreich schon seit längerer Zeit und in England seit den letzten Jahrzehnten zu mancherlei Vorschriften und Beaufsichtigungen sich genöthigt gesehen hat. Dieselben erstrecken sich namentlich auf Grösse und Beschaffenheit des Logis, die Mitnahme und Beschaffenheit von lime-juice, auf die Medicinkisten und die Anweisungen zum Gebrauche derselben, wie das oben des Näheren aufgeführt ist. (Vrgl. namentlich 30 u. 31 Vict. c. 124 und M. Sh. A. § 226.) Auch finden dort manche für die Gesundheitspflege auf Auswandererschiffen vorgeschriebene Einrichtungen und Besichtigungen auch auf die sonstigen Passagierschiffe — für Europäische Fahrt — Anwendung.

Besonders wichtig und nachahmungswerth für alle Zwecke der Gesundheitspflege auf Schiffen aber scheint mir das Institut der Hafenärzte zu sein, welche mit ähnlichen Befugnissen ausgestattet wie die Fabrik-Inspektoren, bei richtiger Auffassung ihrer Aufgabe aus misstrauisch gemiedenen Aufpassern gar bald zu willkommenen Rathgebern werden würden. Von besonderem Nutzen würden dieselben in den gefährlichen tropischen Häfen sein, doch fänden sie auch in den Europäischen Häfen die grössten und lohnendsten Aufgaben, wie dies zur Genüge aus der erfolgreichen Thätigkeit des Londoner Hafenarztes erhellt.

Die Stelle des Londoner Hafenarztes (medical officer of health for the port of London) wurde im Jahre 1873, Angesichts der damaligen Choleragefahr geschaffen, und besteht die hervorragendste Aufgabe dieses Beamten allerdings darin, der Einschleppung von Seuchen auf dem Seewege in die Hauptstadt nach besten Kräften vorzubeugen; doch wird mit Recht als eines der wichtigsten Mittel zu diesem Zwecke angesehen, nach allen Seiten im Bereiche des Hafens für gute hygienische Verhältnisse zu sorgen. Wie das aufgefasst wird, mag aus folgender Aufzählung der Hauptaufgaben des genannten Arztes erhellen, welche sich im Anfange (p. 7) des zweiten seiner lehrreichen und lesenswerthen Berichte mitgetheilt findet: 1) Besichtigung aller bewohnten Schiffe im Hafen mit Rücksicht auf: a. Reinlichkeit im Logis, b. Ventilation desselben, c. Kloseteinrichtungen und Zustand des Bilschwassers, d. Trinkwasserversorgung, e. Zustand des Wassers in den Tanks und Fässern, 2) Entfernung von Fällen infektiöser oder kontagiöser Krankheiten, 3) Wenn nothwendig, Entfernung von Schiffen zu isolirten Ankerplätzen, 4) Ausräucherung von Schiffen (in der Regel mit Schwefel und Holzkohle), 5) Desinfektion von Kleidern, 6) Desinfektion der Effekten von Seeleuten oder Anderen, welche auf See oder auswärts an infektiösen oder contagiösen Krankheiten gestorben sind, 7) Besichtigung unreiner (foul) Ladungen, 8) Untersuchung und (auf Befehl eines Friedensrichters) Zerstörung aller Artikel, welche verkauft werden sollen oder zum Verkaufe ausgeboten werden und zur menschlichen Nahrung untauglich sind, 9) Besichtigung der Klosets in den Docks, 10) Besichtigung der Wasserschuten, welche den Schiffen im Hafen Trinkwasser liefern, 11) Officielle Korrespondenz u. s. w.

Jedes in den Hafen kommende Schiff wird besichtigt, wobei der Arzt durch drei Sanitäts-Inspektoren — ehemalige Kapitäne — unterstützt wird; auch steht ein kleines Dampfboot zur beständigen Verfügung. Ueber den Umfang dieses Dienstes giebt die beifolgende Tabelle, welche nach den genannten Berichten zu-

17. Thätigkeit des Londoner Hafenarztes.

	Besichtigte Schiffe							In's Hospital gesandte Seeleute	Desinfektion von Effekten verstorbener Seeleute	Trinkwasserproben	
	Gesammtzahl	davon nach auswärts bestimmt	davon gereinigt, getüncht (white-washed) etc. etc.	davon ausgeräuchert (fumigated)	Unreine (foul) Ladungen	Auf Anrathen eingerichtete Verbesserungen in Bezug auf Ventilation etc.	Angerathene Verbesserungen in Bezug auf Ventilation etc.			Gesammtzahl	davon schlecht
Sept.—Dec. 1873	1999	—	338	9	—	—	—	—	24	—	—
Jan.—Juni 1874	4364	—	758	3	—	—	—	—	26	28	16
Juli—Dec. 1874	9482	—	1572	8	459	—	—	357	25	68	28
Jan.—Juni 1875	7705	—	923	2	284	43	—	159	13	64	48
Juli—Dec. 1875	7142	—	865	5	163	32	1	203	24	12	2
Jan.—Juni 1876	7557	235	1004	1	157	18	29	159	8	—	—
Juli—Dec. 1876	—	—	—	—	—	—	—	—	—	—	—
Jan.—Juni 1877	6763	115	355	6	45	17	48	85	20	—	—
Juli—Dec. 1877	7547	112	399	4	33	6	25	114	20	—	—
Jan.—Juni 1878	6833	95	261	11	50	6	16	91	23	—	—
Juli—Dec. 1878	6630	42	146	1	13	6	8	100	26	—	—
Jan.—Juni 1879	6906	115	273	3	43	4	15	80	23	—	—
Juli—Dec. 1879	7898	81	243	3	49	3	9	63	59	—	—
Jan.—Juni 1880	7601	93	244	5	38	4	13	69	23	—	—
Juli—Dec. 1880	8740	398	319	4	35	2	10	60	12	—	—

sammengestellt ist, einige Auskunft. Mit den ausgehenden Auswandererschiffen hat der Hafenarzt nichts zu thun, ebensowenig mit den Hospitalschiffen und auch nichts mit der Kontrolle über die mehrfach erwähnten Vorschriften der Merchant Shipping Act über den Kubikraum des Logis, die Mitnahme von limejuice u. s. w., wofür andere Behörden sorgen.

(Vrgl. namentlich die half-yearly reports of the medical officer of health for the port of London to the port sanitary committee, deren bisher 15 Nummern erschienen sind, früher von Dr. *Harry Leach,* seit 1880 von Dr. *Collingridge.* Im 1. und 10. finden sich die ausführlichen »qualifications« und »duties« des »port medical officer« und der »sanitary inspectors« abgedruckt; dasselbe neben verschiedenen anderen Nachrichten aus den reports in: The past, present, and possible future of quarantine. The nautical magazine. Vol. XLVIII No. IV April 1879.)

Sachregister.

Druck von Ackermann & Wulff in Hamburg.

Notiz für den Buchbinder:

Tabelle 1 ist neben Seite 4 einzuheften!

MIX
Papier | Fördert gute Waldnutzung
FSC® C083411

Zeitfracht Medien GmbH
Ferdinand-Jühlke-Straße 7
99095 Erfurt, Deutschland
produktsicherheit@kolibri360.de